アルツハイマー征服

下山進

Conquering Alzheimer Disease

Susumu Shimoyama

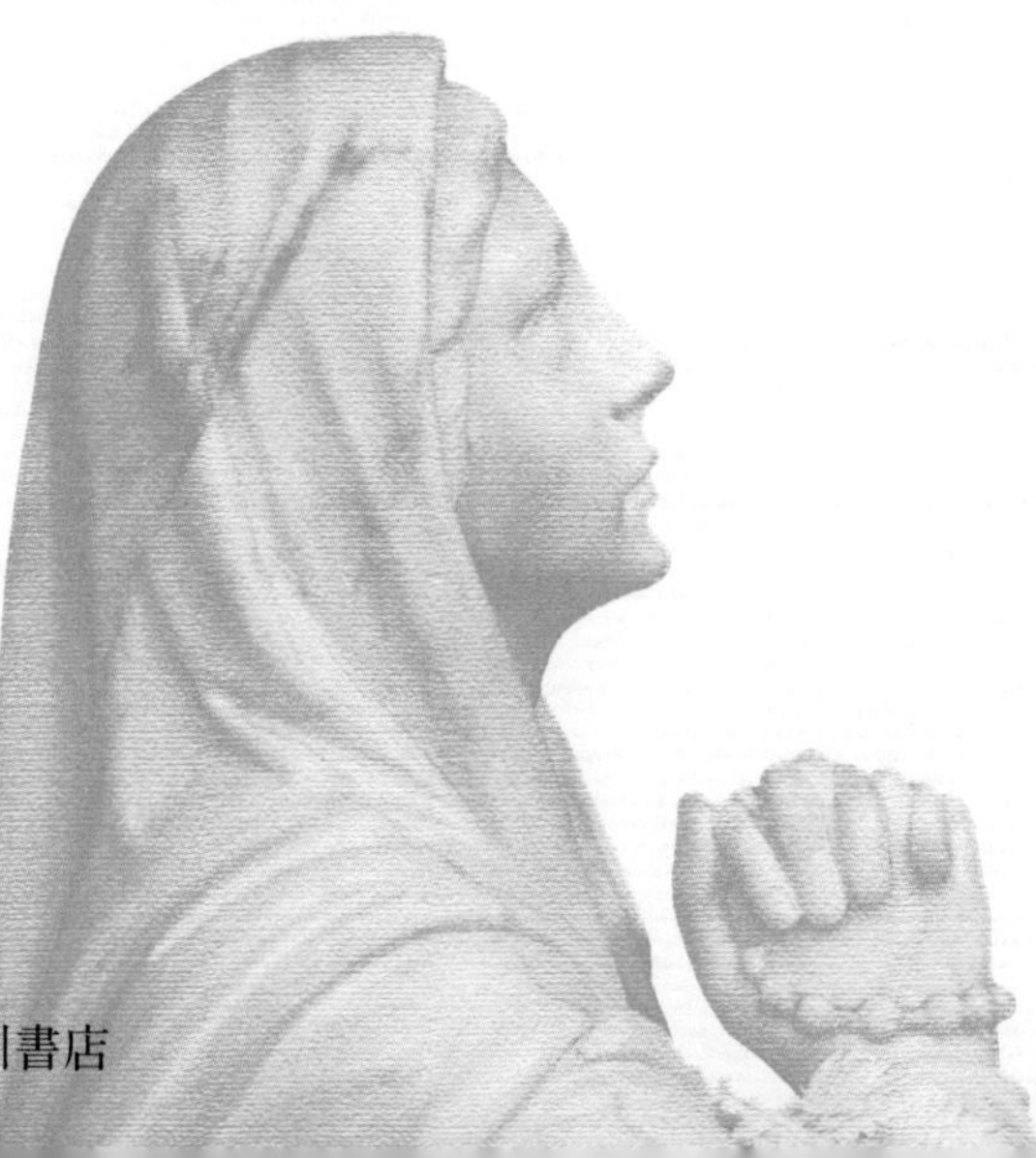

角川書店

アルツハイマー征服

目次

アルツハイマー征服

プロローグ　まきがくる

「陽子はまきがきたのかもしれない」。りんごを摘みにでたはずの籠に実ではなく葉がいっぱいに摘まれていたのを見た時、一族の者たちは不吉な思いとともにささやきあった。

青森のりんごの形が良いのは、季節ごとに、こまめに手当てをするからだ。六月には受粉した花のうち中央にあるものを残して摘む「花摘《つ》み」があり、七月には、膨らみ始めた果実を間隔をあけて間引いていくことで、充分に養分を行き渡らせる「摘果《てきか》」という作業。さらに、りんごの玉をまわしてまんべんなく日を当て色むらをなくす「玉まわし」を経て秋の収穫となる。

二戸《にのへ》陽子は、四〇歳になった時、これらの作業がうまくできなくなっていた。「花摘み」でもすべての受粉した花を摘んでしまったり、「摘果」ではとってはいけない実をとってしまったり、うまく距離感がつかめなくなっていた。

整理整頓もしだいにできなくなっていた。下着はタンスにおしこむだけ、次々と新しい下着を買ってくる。そこで、タンスがいっぱいになると、今度は家具店に行って新しいタンスを注文するという具合だった。

やがてりんごの収穫の時に、りんごではなく、葉を積んでもって帰ってくるようになると一族のものはこうささやきあった。

「これはまきがきたのかもしれない」

その一族は、長身の美男美女が多い家系でよく繁栄した。が、なぜか、四〇代、五〇代になると、陽子のようになるものが多かった。そうした伝わる病気のことを「まき」という表現を使ってその地域では呼んでいた。脳卒中の家系であると「あたりのまき」と言い、陽子のような場合は「あたまのまき」がくると言った。

陽子の父親は、村長をやり、子どもたちには当時の田舎の水準からすると高い教育を受けさせた。陽子自身も、和洋裁をよくした母親の影響をうけ県内で裁縫を学んでいた。

その母親が、もの忘れをするようになったのは、五二歳のころからだった。やがて空間認識ができなくなり、外出を恐れ、家にこもりきりになった。

社交的で快活だった長姉も、陽子がりんごを摘めなくなったのとほぼ同じころに、話をしなくなり、道に迷うようになって、外出を嫌がるようになった。高い教育をうけ、話し好きだった長姉は人が変わったように寡黙になり、自分が「わからない」ということを、薄く微笑んでごまかすようになった。

長兄においては、陽子たちより五年早く、それは始まっていた。

村の要職を務めた知識豊富な兄が物忘れを家人に指摘されたのは五〇歳の時だった。自分でも物忘れをするようになったことを認めて、メモをとったり、村の役員会には出ないようにするなどしていたが、やがて夜間は家の中でも便所や寝室の位置がわからずまごまごすることが多くなった。同じ話を何度もするようになり、洗顔や食事を一日何回もするようになっていた。

陽子が家族に付き添われて弘前大学医学部附属病院を最初に訪れたのは、一九七五年、四一歳の時だ。この時、陽子を診《み》ることになったのは、前々年の一〇月までフランスで二年五カ月、神経心理学を学んできた渡辺俊三《しゅんぞう》だった。

陽子は、一見どこも悪いところがないように見えた。質問をしてわからないことがあると、ふっと微笑んで上手にかわした。美人であるので、聞く方は、そう微笑まれると、悪い気はせず、それ以上つっこむのをやめる。しかし、専門医の使う診断方法で調べると、記憶や空間認識が明らかにおかしくなっていることがわかった。

通院をするようになるが、記憶力ばかりでなく、地理的な認識がだめになっていた。病院の玄関から神経精神科の外来にたどり着くのに、一時間もかかったり、病院の中で迷子になったりした。

やがて、家庭で陽子を見ているのが難しくなり、入院をする。多くのものを陽子は病院に持ち込んだが、きわめて雑然としており、何をどこにしまったかを本人はわからない。

夫が幼い子どもたちを連れて見舞いにきて、そうした物を整理して帰っていった。

入院して二年もたつと、渡辺は家族からの聞き取りで母親も同じ病気であったこと、兄や姉もそうであることを知った。さらに、このころ同じ症状で入院してきた男性の患者と、陽子が親戚関係にあることを発見し、これは家族性の病気であることを強く疑った。

この時から、弘前大学医学部で、陽子の家系について長い追跡調査が始まることになる。

四五歳になると、陽子は他の患者との交流が見られなくなり、病院内で徘徊を始めるようになった。ふと気がつくとトイレの鏡の前にたっているのが発見された。そこで鏡に映《うつ》る自分に何かを話しかけたり、時にニコニコと笑いかけたりした。黙って不思議そうに鏡に映る自分を見ながら佇《たたず》んでいることもあった。

大学を卒業して医局に入ったばかりの田﨑博一《たさきひろいち》は、鏡に向かって話しかけている陽子を、教授の渡辺俊三から見せられて「これが鏡像行動」と説明をうけている。田﨑は渡辺とともに陽子を患者としてその死まで診続けることになる。

四六歳。歩行が不安定になった。右肩を落とし、前屈気味になり、歩幅も小刻みになった。時々、ももの筋肉がこわばり歩けなくなることもあった。

四八歳、ほとんど言葉を発することがなくなった。美しく表情豊かだった顔は、呆然とした顔つきになっていた。感情面の起伏も激しくなっていた。二、三日ニコニコとして機嫌がよいのかなと思っていると、突然不機嫌になり、着衣や食事の介助を嫌がり、興奮して、暴力を看護師に振るうようになった。けいれん発作も時に起きた。病院の床を延々とこすり続けるということもあった。

五〇歳。肺炎で寝こんだのをきっかけに歩行困難になり、ベッドで寝たきりになる。

五四歳。夫や娘たちが呼びかけても、ほとんど反応がなくなった。

五五歳には、口から食べ物をたべることが困難になり、胃ろうをつくり経管で栄養をとることになる。自発的な運動は寝返りを含めてなく、四肢は拘縮し、丸くなってベッドで寝ているだけになる。

陽子は、一九九三年一二月に六二歳で亡くなった。急性肺炎からの化膿性胸膜炎が直接の死因だった。誤嚥《ごえん》を防ぐために胃ろうでの栄養摂取にしていたのだが、死の間際まで診ていた田﨑博一によれば、それでも肺に異物が入るのを防ぎ得なかったのだという。

陽子の脳は、弘前大学で解剖に付された。執刀したのは同大学の助教授だった吉村教皞《のりあき》。吉村は術式にのっとって、櫛で髪を分け、頭皮をはぎ、電気鋸で頭蓋骨を切った。T字のみで、頭蓋をあけ、脳硬膜を剝離した。大脳が露出する。

　その大脳を見た時、吉村は息を呑んだ。通常の脳は十重二十重にみっしりと折り重なり隙間などない。ふっくらとしている。しかし、陽子の脳は、くるみのようになり、脳溝がすかすかに広がっていた。脳室も広がり、紙のように薄く尖った脳だった。主治医として担当した渡辺俊三も、田崎博一も、とりだされた陽子の脳を見たが、言葉を失った。渡辺は、「霧ヶ峰のように尖った紙のような脳だ」と表現した。

　脳の重量が計られた。成人女性の場合だと、平均は一三五〇グラムの重量がある。しかし、計量計が指し示した数字は「六八〇グラム」であった。

　発症する前の陽子の脳は健康な女性と同じだけの重量があったはずだ。それが発症後、二五年で半分まで減ってしまっていた。

　減ってしまったのは、神経細胞が死んで脱落したからである。

　残った脳の組織を電子顕微鏡で観ると、細かな屑のようなものが細胞いっぱいに広がっていた。


　吉村らが見た細かな屑のようなものは、一〇〇年近く前にドイツの医学者が看取った「アウグステ・D」という女性の患者の脳にあったものと同じだった。

　陽子のたどった病歴も、この医学者が一九〇六年に南西ドイツ精神医学会で発表した「アウグステ・D」の病歴と同じだった。

　その医学者の名をアロイス・アルツハイマーという。

　その病気は発表したアルツハイマーの名前をとって六〇年代ころからアルツハイマー病と呼

ばれるようになった。

アルツハイマー病。癌とならぶ治療法未解決の病。

二〇二一年現在、全世界で約三五〇〇万人の患者とその家族が苦しむその病。

本書は、この病の正体をつきとめその治療法を探そうと、最前線で戦ってきた人たちの記録だ。

主要参考文献・証言者

渡辺俊三、田﨑博一、吉村教皞

精神医学　第24巻　第3号別刷　１９８２年３月15日　渡辺俊三、吉村伊保子、佐藤時治郎、吉村教皞、佐藤五十男、大沼悌一

『剖検の実際　その手技と観察法』　永原貞郎　医学書院　一九七三年五月

第1章　二人のパイオニア

一九八一年のボストン。日米二人の若者が、アルツハイマー博士がかつてスケッチした患者の脳にあった「ひとだまのような塊」の正体をつきとめることからそれは始まった。

二人のパイオニア

光学顕微鏡の時代に患者「アウグステ・D」の脳細胞を見たアルツハイマーは、ひとだまのような塊が神経細胞の中にみられること、神経細胞の外にしみのような斑点がみられることを報告している。

しかしアルツハイマー病は、一九六〇年代までは精神医学を研究しているものの中でも、ほとんど顧《かえり》みられることのない分野だった。それが変わるきっかけになったのが、電子顕微鏡だった。一九六三年頃から脳の細胞を電子顕微鏡を使って見ることができるようになったが、光学顕微鏡の倍率の限界が四〇〇倍だったのに対して、光より波長の短い電子を使った電子顕微鏡では一〇〇万倍の倍率を使ってアルツハイマーのスケッチしたひとだまのような塊や、しみを見ることができるようになった。

ここでひとだまのように見えた塊は、実は糸くずが絡まったようになったものであり、しみは何かの結晶のようなものが折り重なったものであることがわかった。

それでも七〇年代までは、後に見られるような巨額の研究資金も投じられてはいない。患者の団体もなく、多くの人々は「ぼけ」という老化にともなう自然現象だと考えていた。それは平均寿命も関係していただろう。日本でも一九六〇年当時の平均寿命は男性で六五歳、女性でも七〇歳だった。つまり、アルツハイマー病を発症する前に多くの人は他の要因で亡くなっていた。

そうした中で、アルツハイマー病研究の草創期を切り開いたのが、ハーバード大学のデニス・セルコーと東京大学の井原康夫だった。

デニス・セルコーは一九四三年生まれ、コロンビア大学で学士をとった後、バージニア大学で医師の資格をとり、一九七五年からハーバード大学の精神科病院であるマクリーン病院で研究室を持ちアルツハイマー病の研究を始めていた。

一方の井原康夫は、一九四五年生まれ。日比谷高校、東大医学部と進み、東大医学部の附属病院で研修医としてスタート、臨床を持ちながら七三年には脳研究施設神経内科部門に入り、七八年にアルツハイマー病の研究に着手していた。

二人が最初に着目したのは、神経内の細胞にできる「ひとだまのような塊」だった。井原は、研修医のころに、製薬会社の「ドクターズサロン」というパンフ

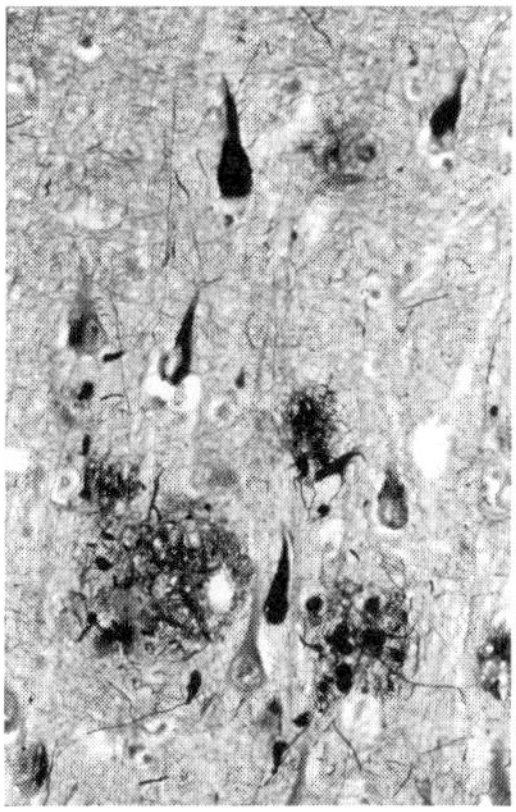

アルツハイマー病患者の脳細胞の顕微鏡写真。ひとだまのように見えるのが神経原線維変化。左下他の黒いしみのように見えるのが、老人斑

レットにこの「ひとだまのような塊」をとりだして精製し、その成分を同定しようとする試みがなされていた記事をみつける。そのころには患者の神経細胞内にできる「ひとだまのような塊」は「神経原線維変化」、英語で「Paired Helical Filament」（ＰＨＦ）という名前がついていた。しかし、このくずのようなものがいったい何であるのか、どういう性質をもっているのか、まったくわかっていなかった。

アルツハイマー病の患者の神経細胞の中にできるものだから、まずこの「神経原線維変化」がどのようなものかを探るところからアルツハイマー病の研究は始まったのである。

ボストンの輝ける青春

井原は研修医のころから、研究者のマインドを持っている男だった。「ひとだまのような塊」神経原線維変化（ＰＨＦ）をとりだして同定しようとしていたのは阪大の西村健という教授だった。西村以前のアプローチは、脳全体をすりつぶして、そこにどういう成分があるかを分析するというものだったが、神経原線維変化だけをなんとかとりだして精製しようとしているその手法に井原はまず感銘をうけた。

だが井原は医者、しかも研修医であった。研究室も持っていない。自分でやってみたいと思ったが脳そのものが手に入らない。それをやるためには生化学を学ぶ必要がある。

そこで東大医科学研究所で生化学を学んだ。そうした得た生化学の知識をもとに、脳が手に入るのを待った。井原は医者でもあったので、千葉の古い精神病院でアルバイトをすることにして、そこで死亡した患者の脳を手にいれようとしたのである。いくつかの脳を手にいれて、

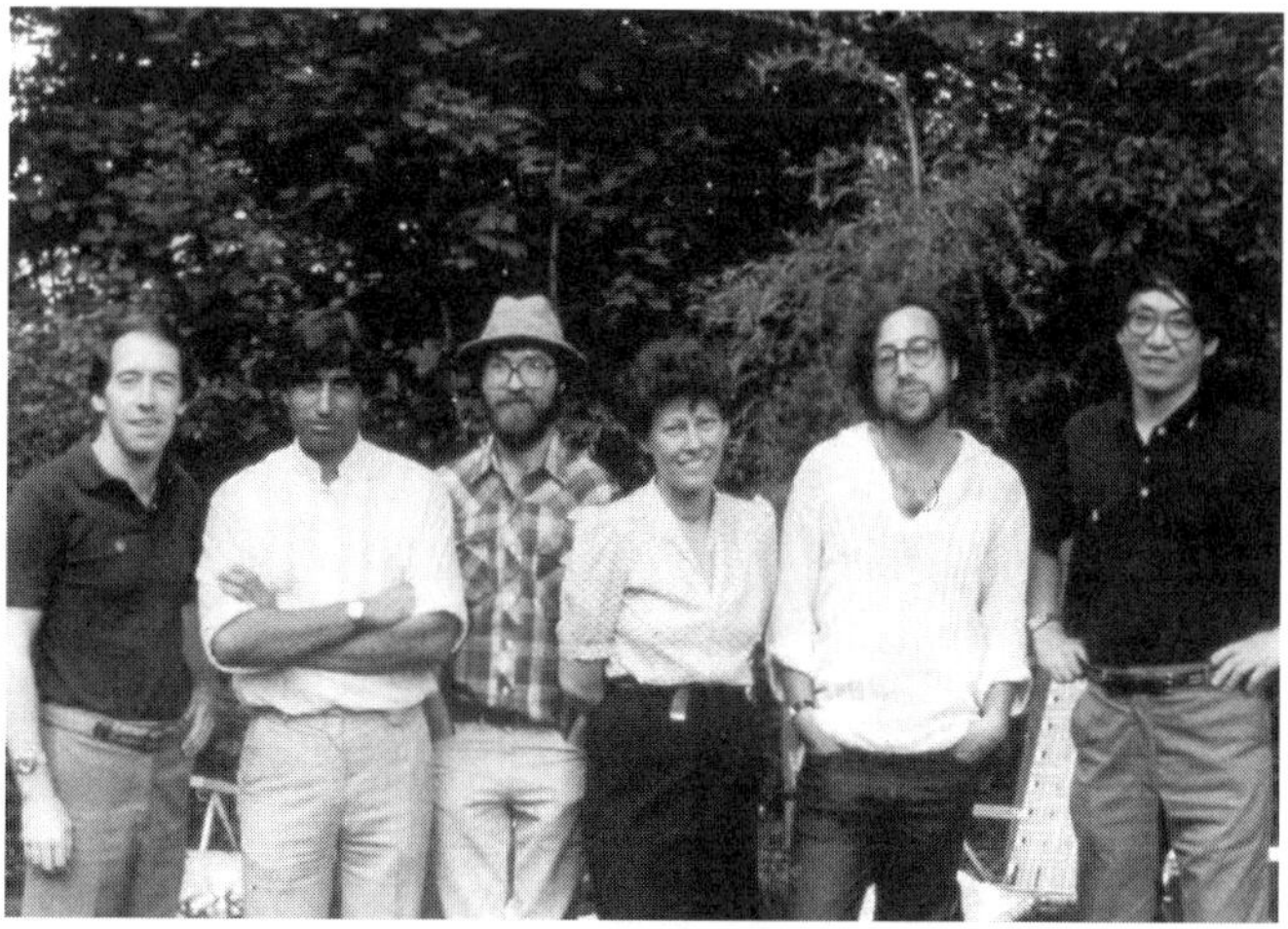

ハーバードで。1981年。左端がデニス・セルコー。右端が井原康夫

神経原線維変化を分離しようとしたが、日本にいる間はうまくいかなかった。

転機が訪れたのは、一九八一年四月からハーバード大学に留学する機会に恵まれてからだった。そこで、井原は、井原と同じ神経原線維変化の分離に興味のある科学者と出会うことになる。それがデニス・セルコーだった。

井原は、初めての外国人としてデニス・セルコーの研究室にやってきたのだった。このとき井原は三六歳でセルコーは三八歳。それぞれ好奇心の赴くままに仕事をしてきたタイプの研究者で、すぐにうまがあった。

初対面の時に、セルコーは研究テーマを二〇ほど紙にリストアップしていた。

「どれをやってみたい？」

井原が、リストを手にとってざっと眺めると「神経原線維変化（ＰＨＦ）の分離」という言葉が目に飛び込んできた。どきんとしながら、その項目を指で指し示してこう言った。

「これしか興味はない」「私はそのためにここ

にきたんだ」

この時まで完全な形で神経原線維変化（ＰＨＦ）を分離できた科学者はいなかった。ＰＨＦは当時、何らかの溶媒で溶けるものだと考えられていたが、二人はまずそれが違うのではないかと疑った。硫酸、塩酸、尿素など様々な溶剤を使って脳から不完全な形でとりだしたＰＨＦを溶かそうとしたが溶けなかった。その不溶性について論文にし、八二年「サイエンス」誌に掲載された。

科学者の世界ではインパクトファクターの高いジャーナルに自分たちの研究成果を論文の形で掲載することが実績となる。インパクトファクターとは、その雑誌がどれくらい他で引用をされるかによって決まってくる。「ネイチャー」と「サイエンス」誌は最高のインパクトファクターを持つ最高峰のジャーナルだった。

井原とセルコーのコンビは、ＰＨＦに関して次々と金字塔を打ち立てていく。ＰＨＦがまったく溶けない物質でできていることがわかると、このＰＨＦを純化して分離することは簡単だった。その分離したＰＨＦを使って、このＰＨＦに反応する抗体を井原はつくる。これが今度は「ネイチャー」に掲載される。

さらに二人は抗体を使ってＰＨＦがどんな物質か調べていく。

ＰＨＦは、高分子の固い結合体であり、硫酸にも塩酸にも溶けず、消化酵素にもびくともしないものだということがわかった。そして正常な神経細胞にはない物質が含まれている。そう証明した論文が「ネイチャー」に掲載された。

わずか一年六カ月の間にセルコーと井原は「サイエンス」「ネイチャー」という最高峰の二ジャーナルにＰＨＦに関する研究で次々とブレークスルーを打ち立てていったのである。

ダウン症児の脳を手に入れる

セルコーも井原もずっと一緒にボストンで研究を続けたいと思った。が、井原は東大に帰らなければならなかった。井原は帰国後も、PHFについての研究を続ける。

八四年一〇月に東大から東京都老人総合研究所に移った。そこで面白いアイデアを持ち込んできた男がいた。井原の後輩の貫名《ぬきな》信行《のぶゆき》である。井原の東大時代の部下だが、貫名は「ダウン症児の脳を使ってはどうか」と言うのである。

ダウン症は、生まれた時から二一番目の染色体が三本ある先天性異常で、様々な症状を持つ。そのうちのひとつに四〇歳といった非常に早い段階でアルツハイマー病を発症するということがあった。

「ダウン症の人は、高い確率でアルツハイマー病になります。だからもしかしたら、ダウン症の胎児の脳をみれば、何かがわかるかもしれない」

生後三カ月のダウン症の子どもの脳が手に入ったので、それで実際に調べてみた。PHFの抗体をかけてみると、反応があった。

井原はダウン症だから反応があったのかもしれない、と保守的に考えた。しかし貫名は突拍子もないことを言ってきた。

「先生、それは、ダウン症だからではなく、胎児の脳に共通してあるタンパク質に反応したのではないですか？」

井原は虚をつかれる思いだったが、なるほどと思う。次に人工流産の胎児の脳を手にいれて、

PHFの抗体で染めたらば染まったのである。

胎児の脳に共通して存在するタンパク質はタウという物質だった。しかもリン酸化している タウだった。

つまり、がちがちに固まった不溶性の神経原線維変化（PHF）の正体はタウだということである。

井原はそのことがわかった時、こんなことを考えていた。

アルツハイマー病というのは神経細胞がどんどん死んでいく病気だ。神経原線維変化（PHF）は、そうした患者のまだ生き残っている神経細胞にできているものだ。これは、神経細胞が死にたくなくて、なんとか頑張ろうとして、どんどん胎児のタンパクを出しているということではないか。

井原たちは、さらにこのタウを別のユビキチンという物質が固めていることまでつきとめた。

この仕事は一級の発見として「サイエンス」に一九八七年に掲載された。

神経原線維変化（PHF）とアミロイドβ《ベータ》という二つの道

一方ボストンに残ったセルコーは、井原が研究室を去ったころから、神経原線維変化（PHF）は病気の原因の本筋ではないのではないか、という疑念を持つようになっていた。

セルコーが気になったのは、神経原線維変化（PHF）はアルツハイマー病に特異な病変ではないということだった。

実は神経原線維変化（PHF）は他の十二に及ぶ脳の病気でも共通して現れる病変だった。

例えば進行性核上性麻痺（progressive supranuclear palsy: PSP）というパーキンソン病のように動作が緩慢になり、体が硬直していく難病でも神経原線維変化（ＰＨＦ）が確認されていた。ＰＨＦは脳の異常に共通する病変のひとつなのかもしれない。

では、アルツハイマー病だけに見られる病変は何だろうか？　それは神経細胞外にできる老人斑という「しみ」だった。この「しみ」はアルツハイマー病だけにしか見られない。この「しみ」を研究するほうが本筋なのではないか？

セルコーは、しだいに神経原線維変化（ＰＨＦ）の研究から離れ、この「老人斑」の正体の解明に研究をシフトすることになる。

セルコーは、このしみ状の物質を精製する方法を開発した。このセルコーの開発した方法をつかってオーストラリアの研究者が、この物質が、アミロイドベータプロテインというタンパク質であることを一九八五年につきとめる。その前年、ジョージ・グレナーという医師が、アルツハイマー病患者の血管壁からアミロイドベータプロテインを検出していたが、セルコーたちは老人斑がこのアミロイドベータでできていることをつきとめたのだった。

アミロイドは、ある特定の構造を持つ線維状のタンパク質だ。アルツハイマー病の老人斑をつくっていたアミロイドは、折り畳まれたβシート構造を持つことからアミロイドベータ（Aβ）と名付けられた。βシート構造というのは、いわばひだを寄せたキルトの格子のような構造で、この構造を持って固まったタンパク質は水に溶けない。だからアミロイドベータは、いくつものアミロイドベータがかさなってしみをつくるのである。

アミロイドが蓄積しておこる病気はこれまでアミロイドーシスと呼ばれていた。アミロイドの沈着は心臓、肝臓、腎臓、消化管、末梢神経など多臓器にわたる。様々な身体的症状を起こすのだが、しかしアルツハイマー病の患者の脳にあるアミロイドは、アミロイドーシスで沈着するアミロイドとは違ったタイプの四〇個のアミノ酸からなるものだった。

セルコーは、神経細胞の外に沈着している老人斑がアミロイドベータだということがわかった時から、アルツハイマー病の原因は神経原線維変化（ＰＨＦ）ではなくアミロイドベータではないかと考えるようになっていた。

八〇年代の後半、セルコーは度々日本に出かけてゆき、井原と議論をした。

アミロイドベータが、神経原線維変化（ＰＨＦ）を引き起こすのではないか？

というのは、アルツハイマー病の患者の脳では、まず、アミロイドベータの沈着から始まり、やがて神経原線維変化（ＰＨＦ）が見られるようになるということがわかってきたからである。

神経原線維変化（ＰＨＦ）に研究を集中するのか、アミロイドベータに集中するのか。

井原は依然として神経原線維変化（ＰＨＦ）のほうが本筋ではないか、とセルコーに意見を述べた。

老人斑つまりアミロイドβは細胞外で起こる変化なのに対して、神経原線維変化（ＰＨＦ）は神経細胞の中で起こっている変化だ。実は神経原線維変化（ＰＨＦ）というのは、神経細胞が死なないように、胎児のタンパクが細胞内に出てきて、それをユビキチンで固めたものなのではないか？　本当の秘密は、患者の脳にはすでにない、死んでしまった神経細胞にある。そこで何が起こったのかがわかれば、神経細胞死の原因がつきとめられるのではないか？　であるから、生き残った細胞の中にできた病変である神経原線維変化（ＰＨＦ）のほうが大事なのではないか？

ハーバードで大きな研究室を抱え、アルツハイマー研究のリーダーとなったセルコーは「病気の本質に近いところを必ず歩む」ということを明確にしていた。もし、自分が賭けた道が、本筋ではなかったらば、自分だけではなく、研究室全体が大きな損害をうける。

八八年には英国のデイビッド・マンという科学者が、様々な年齢で亡くなったダウン症の人々の脳を比較した結果を発表した。アミロイドβは三〇代の初めから出ているが、神経原線維変化（PHF）は四〇代にならないと現れないことを発見した。この結果を見て、セルコーはますますアミロイドβに傾いていった。病変として最初に現れるのはアミロイドβだ。神経原線維変化（PHF）が現れるのはそれから10年近くたってからなのだ。アミロイドβが神経原線維変化（PHF）の形成を促すのだろうか？

ここにいたって二人の研究は枝分かれすることになる。セルコーはアミロイドβを、井原は神経原線維変化（PHF）の研究を続けることにした。

加速度的に進む研究

アルツハイマー病の研究は八〇年代の後半から加速度的に進むことになる。

その理由のひとつには、遺伝子工学の到来があった。人類は、遺伝子を読むことができるようになっていたのである。遺伝子はA（アデニン）、G（グアニン）、C（シトシン）、T（チミン）という四つの塩基によって書かれている。その組み合わせによって様々なタンパク質がつくられる命令が出される。

人間の遺伝子を全て解読しようとするヒューマンゲノムプロジェクトが始まるのは一九九〇年である。そうした中で、アルツハイマー病の遺伝子を特定する競争も全世界の研究室で始まっていた。
アルツハイマー病のなかには、明らかに一族で遺伝していると考えられるタイプのものがあった。そうした家系の血液を採取し、どこに突然変異が起こっているかをつきとめるのである。アメリカ国立衛生研究所（ＮＩＨ）を通してアルツハイマー病研究に与えられる研究費は、一九八〇年から一九八七年の間に一三〇〇万ドルから七五八〇万ドルに増えた。

一九八六年、レーガン大統領は政府のアルツハイマー病諮問委員会を作る法案に署名する。日本でも七二年に、有吉佐和子が小説『恍惚の人』で認知症を正面からとりあげベストセラーになり、東京都が老人総合研究所を設立するなどの動きがあったが、八〇年代に入って、遺伝子工学をとりいれたアルツハイマー病の研究が各大学で始まっていた。

高齢化は世界各国で進み、アルツハイマー病による認知症は様々な問題をひきおこしていた。最大の問題は、この病気に治療法がないことだった。対症療法的に暴れる患者に精神安定剤をのますといったことぐらいしか医者にできる「治療」はない。

大手の製薬会社は、進む基礎研究をとりいれながら、アルツハイマー病の治療薬の創薬にとりくみ始めていた。

当時はまだ小さかった製薬会社エーザイでも、一人の男が海外で発表されたある論文をヒントにこの長い道のりを歩こうとしていたのである。

主要参考文献・証言者・取材協力者

井原康夫、Dennis Selkoe、貫名信行

Alzheimer A. *Über einen eigenartigen schweren Erkrankungsprozeß der Hirnrincle,* Neurol Central. 1906;25:1134.

『痴呆の謎を解く　アルツハイマー病遺伝子の発見』Ｒ・Ｅ・タンジ　アン・Ｂ・パーソン共著　森啓監修　谷垣暁美訳　文一総合出版　二〇〇二年九月

「初老期・老年期痴呆の脳蛋白代謝」　播口之朗、西村健、金子仁郎『神経研究の進歩』一九七三年八月一〇日

Antibodies to paired helical filaments in Alzheimer's disease do not recognize normal brain proteins, Ihara Y, Abraham C, Selkoe DJ, Nature 1983 Aug 1

Alzheimer's disease: insolubility of partially purified paired helical filaments in sodium dodecyl sulfate and urea, Selkoe DJ, Ihara Y, Salazar FJ, Science, 1982 Mar 5

Phosphorylated tau protein is integrated into paired helical filaments in Alzheimer's disease, Ihara Y, Nukina N, Miura R, Ogawara M, The Journal of Biochemistry, 1986 June

Ubiquitin is a component of paired helical filaments in Alzheimer's disease, Mori H, Kondo J, Ihara Y, Science, 1987 Mar 27

One of the antigenic determinants of paired helical filaments is related to tau protein, N Nukina, Y Ihara, The Journal of Biochemistry, 1986 May

第2章　セレンディピティー

ＭＢＡを取得し帰国してきた新しい後継者のもと、製薬会社エーザイで「アセチルコリン仮説」に基づくアルツハイマー治療薬の開発が始まる。指揮をとるのは高卒の研究者だった。

『セレンディップの三人の王子』という童話がある。セイロンの三人の王子が、当初は予想をもしなかった出来事に出会い、その偶然から大きな幸運をつかんでいく様を書いた童話だが、そこから「セレンディピティー」という言葉が生まれた。

失敗をしても、あきらめずに、観察をしていれば、そこから思いもかけない発見が生まれることがある。

そうだとすれば、後に製薬会社エーザイに年間三〇〇〇億円以上もの売り上げをもたらし、エーザイのグローバル化を一気におしすすめることになった「アリセプト」という薬を生んだのはまさに「セレンディピティー」だった。

アリセプトの探索研究を率いた杉本八郎はそう考えている。

世界的な製薬企業は、巨額の資金を開発に投じている。例えば、二〇一九年現在、エーザイは年間一五四五億円もの金を薬の開発費にさいているが、しかし、着手した研究が実際に薬となるまでには、さまざまな関門がある。

化合物をみつけて合成し、その薬理を計る探索研究から、安全性や長期毒性を検査する後期研究をへて、実際に人間に投与する臨床に入る薬が選ばれる。臨床試験は、投与量とその持続性を見きわめるフェーズ1から、プラセボと呼ばれる偽薬との比較で有意に薬効があるかどうかを確かめるフェーズ2、フェーズ3まで三つの関門があり、これらをすべて突破してようやく当局に申請するNDA（New Drug Application）に入る。そして当局の厳しい審査のうえに、承認されてはれて薬として流通するのである。

その成功率は探索研究でプロジェクトとして着手をする段階から数えれば、実に四パーセントという実証的な研究がある。しかも、探索研究から商品として流通するまでの開発の平均年数は、一三・五年、かかる開発コストは、八〇年代当時でもひとつの薬を市場に出すのに一五〇億円はかかった。多くの製薬会社は、こうした開発負担に耐えきれず、特許期間のきれた薬のコピー製品（ジェネリック）をつくることを専業とする。

本当の「創薬」を行っている大手の製薬会社の研究者でも、その多くは、入社から定年まで市場に流通する商品をひとつも開発できずに社を去っていく。その中で、杉本八郎は、エーザイの在社中にふたつも新薬をあてた。なかでも、二〇二〇年七月にバイオジェンの「アデュカヌマブ」が申請されるまで、アルツハイマー病の治療に一定程度の効果をあげる唯一の承認薬であった「アリセプト」を開発できたのは、杉本はいくつもの「セレンディピティー」に恵まれたゆえのことだったと考えている。

アセチルコリン仮説

一九七〇年代の後半、何人かの学者が「アセチルコリン仮説」という仮説を唱えた。アルツハイマー病の患者の脳内を調べると神経伝達物質であるアセチルコリンの濃度が減っていた。この濃度を増やすことができれば、神経信号が再びつながり、認知機能が上昇するのではないか、というのが「アセチルコリン仮説」である。

アセチルコリンの濃度をあげるには、アセチルコリンの分解を助ける酵素のアセチルコリンエステラーゼの脳内での活性をブロックしてしまえばよい。このようにしてアセチルコリンエステラーゼ阻害剤の開発が始まったのである。

アセチルコリンエステラーゼ阻害剤としては、マメ科植物の成分である「フィゾスチグミン」と、第二次世界大戦中にオーストラリアで合成された「タクリン」がためされていたが、両者とも欠点を持っていて薬としては不適だった。フィゾスチグミンは分解が早すぎるため、何回も連続投与しなくてはならず、タクリンは肝臓に対して毒性が強かった。

一九八一年に新潟大学で脳神経の博士号をとって、エーザイに入社した尾澤英男は、臨床部門に配属されるが、筑波大学でアルツハイマー病の患者にフィゾスチグミンを使っている医者に「効くんですか」と聞いてみたことがある。

「効くよ。ただし、一日、五回も六回を投与しなくてはならない。効くけど介護が大変だ。興奮しだすから。だけど僕は薬がほしい。厚生省をだましてもいいから薬をつくってくれ。僕らは薬をもっていないから看板がつくれないんだ」

高卒の研究員

杉本八郎が、エーザイに入社をしたのは、エーザイがまだ「ゾロ」つまりジェネリック専門の製薬会社だった一九六一年だった。都立化学工業学校を卒業し、すぐに入社した。「ゾロ」専門の製薬会社だったために、「開発」と言っても、特許の切れた他社の薬の類似品をつくるだけだったが、ともかく有機合成部に配属された。本人は研究職につけたと喜んでいたが、実際は研究補助としての採用だった。二〇二一年現在、エーザイは、国内で九一〇名、海外で八二〇名、グローバルで総勢一七三〇名の研究職がいるが、当時は補助職をいれても、研究員は五〇名ほどの小さな会社だった。

杉本が大学にいかなかったのは家が貧しかったからだ。九人兄弟の八番目で、父親は日雇い労働で家計をたてていた。小学校に弁当を持っていくこともできず、雨の時には兄弟で傘を奪い合う、そんな貧しい暮らしだった。

共産党系の組合が当時エーザイにはあったが、そこに入って、組合活動にのめり込んだ。自分が高卒で研究職補助であるという鬱屈した思いが、世の不公正を正すという共産主義を標榜する組合に憧れをいだかせたのかもしれない。

それでも、昼間の厳しい研究職のあと夜間に中央大学の理工学部に通い一九六九年三月には学士を取得している。しかし、給与体系自体は高卒採用のままだった。

杉本には研究職に必要な天性のカンがあった。定年までにひとつあてれば上出来と呼ばれる探索研究の世界で、早くも三〇代前半に、「デタントール」という高血圧の薬を開発している。そうした実績がかわれて、組合にのめりこんだにもかかわらず、次第に重要な仕事を研究者としてまかされるようになっていた。

母親が認知症だった

本当の意味で、エーザイが、「創薬」メーカーとして生まれ変わるきっかけとなったのは戦前東京田辺製薬をやめて起業した内藤豊次の孫である内藤晴夫が開発部門で実権を振るうようになってからだ。内藤晴夫はノースウエスタン大学ケロッグ経営大学院でＭＢＡを取得し帰国後、筑波に新しくできたエーザイ筑波研究所の研究第一部の部長となった。一九八四年四月のことだ。後の一九八八年には社長になるが、当時から創業者の孫として周囲からリーダーとして嘱望されていた。

エーザイの本社は小石川にある。もともと研究は小石川でやっていたが、これを筑波に移したのが一九八二年四月。組合は研究所の筑波移転に反対した。実際にその移転を納得せず、東京に残った社員もいた。しかしそれが、組合の影響から逃れて研究に没頭できる下地となった。ビジネススクールで経営学を学んだ内藤晴夫は一年研究所にいてじっと観察してから、翌年の八四年に一気に組織改変を行なった。内藤の上に研究所所長がいるのだが、実際の所長は内藤だった。

内藤はまず、「探索研究」を担う研究一部を六つの研究室にわけて競わせたのである。

一室は抗生物質、二室が脳神経、三室が消化器、四室が循環器、五室が炎症、アレルギー、六室が血栓症というふうにテーマを分けて、各室がしのぎを削った。一室あたりの人数は約三〇名。化合物を合成してつくる「合成」と、その「合成」された化合物の特性を調べる「薬理」の二つのグループが各室にあった。

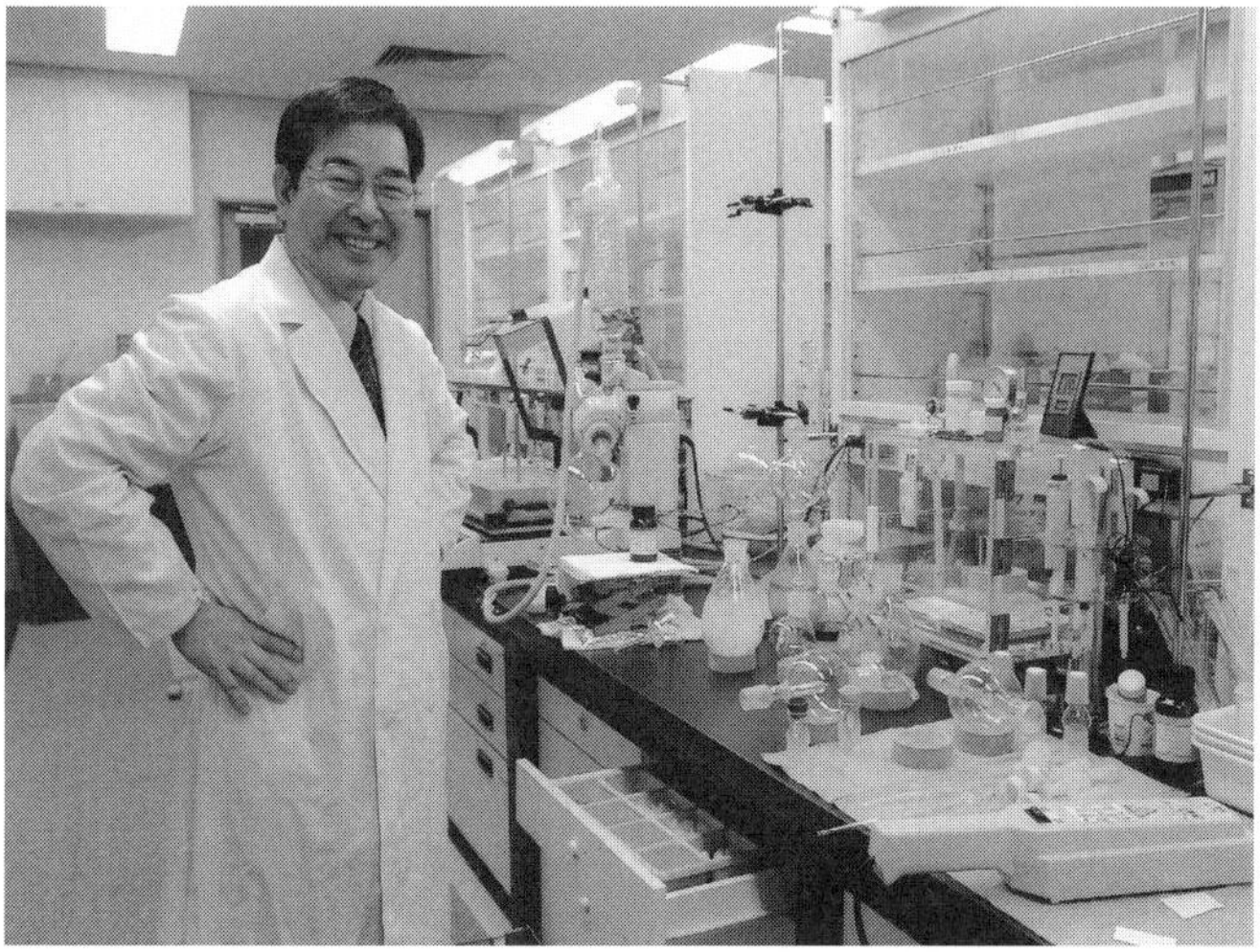
杉本八郎。アリセプトの探索研究をしていた40代後半のころ

杉本は二室の脳神経を希望し、「合成」のグループ長になる。

杉本は、認知症に対して特別の思いがあった。

「痴呆」と当時呼ばれたその病気に母親がかかっていたからだ。一九七三年、杉本が三〇歳だった時に、母親は脳梗塞から認知症を発症した。散々苦労をして九人の子どもたちを育てた母親が、最後は息子の名前もわからなくなった。

杉本は母親の苦労がよくわかっていた。エーザイに入社してから結婚するまでは、給料は封もあけずに母親に渡していた。

週に二日から三日、仕事の後に母親の元に通って、昔話を聞いて一緒に歌を歌う。

「あんたさんは誰ですか?」

「あなたの息子の八郎ですよ」

「私にも八郎という息子がいるんです」

そうして二時間ほど過ごしたあとに自宅に帰る生活を母親が亡くなる一九七八年ま

で続けた。杉本は、当時、母親を助けたいという思いから、脳の血管を拡張させて痴呆を改善させるという薬の創薬に取り組んだが、これは八年、八億円かかって失敗した。

「はっちゃん、八億円かかったんだから、お金返してよ」

この薬をドロップした理由を書いた報告書を提出した時に、内藤晴夫は言った。

杉本はリターンマッチの意味もあり、この新しい筑波研究所でのテーマをアセチルコリン仮説から狙うアルツハイマー治療薬に定めた。一九八三年のことだ。母親は亡くなっていたが、どうしてもこの病気で苦しむ人々とその家族に薬を届けたい。

三年の試行錯誤の末にたどり着いた一品

臨床部門の尾澤が、「フィゾスチグミン」を使っている医者の話を聞いてきたことからわかるように、「フィゾスチグミン」も、アセチルコリンエステラーゼを阻害し、アセチルコリンの濃度をあげ、脳神経細胞のつながりをよくする効用があった。が、半減期が短く、あっという間に効かなくなってしまう。この「フィゾスチグミン」と同じように公知の物質として「タクリン」があったが、こちらは、肝臓に対する毒性が強すぎたことはすでに書いている。

杉本はこの「タクリン」の誘導体をつくることから開発を始めている。すこしずつ分子式を変えた誘導体を五〇つくったが、薬理のチームが調べるとやはり毒性が強すぎて使い物にならなかった。

途方にくれていたところに、杉本のグループがとりくんでいた他の薬、高脂血症に対する化合物を、ラットに投与したところ、よだれがでるなどして、アセチルコリンが増えた時の症状のように見えた。

「杉本さんこれ、アセチルコリンが増えているんではないですか？」

そう言われて数値を調べると、活性を指し示す値が六二〇ナノモーラあった。この値は、濃度をさすから、値が少なければ少ないほど、わずかな量で、アセチルコリンが増えていることを示す。

杉本ははっとして、その化合物を追いかけることにした。

ここまでのところで、実はふたつの偶然が働いている。ひとつは、高脂血症への薬で合成していた物質をラットに与えたこと。そして活性を測るメジャーとして使用したのが、電気鰻《うなぎ》由来の酵素だったことである。実は他のメジャーをつかっていたら、これほどの数字は出ず、おそらくその時点でこの物質は捨てていただろう、と杉本は回想している。

セレンディピティーで得られた新しい物質からスタートして、少しずつ構造を変えながら、アセチルコリン濃度への活性をあげていく。

このころの筑波研究所は、各室が競い合い、土曜も日曜もなかった。盆や正月にも出てくる研究員はざらだった。

朝七時三〇分にはみな出勤して研究を始める。夜九時になると研究一部長の内藤が各室をまわった。つまり、ここまではみな帰らない。

杉本のいる二室は六室ある研究室の中でも次から次へと「ドロップ」する物質を出すことから「撃墜王」と呼ばれていた。

それぞれの室同士のライバル心は、激烈なものがあった。時間が惜しいため、合成のチームは物質が合成されると、すぐに薬理でその薬効を計るため、走ってサンプルを持っていっていた。

杉本のチームは、左図（1）の化合物から少しずつ変化を加えてためしていく。合成し、薬理にもっていきその活性や毒性を見るのである。

これも駄目。これも駄目。これも数字がでない。

春がすぎ夏になり秋がきて冬がくる。

それを三度繰り返したころに、最初の物質の二万一〇〇〇倍の力でアセチルコリンエステラーゼを阻害する物質（2）にたどり着くのである。七〇〇以上もの合成物を試したうえでのことだった。それが一九八六年三月。

BNABと名付けられたその物質を、「待望品リスト会議」に進めるかどうかの「個別テーマ会議」が開かれた。

出席するのは、このBNABを合成した二室の合成と薬理のチーム、そして臨床や安全性を担っている二室以外の研究員、そしてこのころには、研究開発本部長になっていた内藤晴夫。

BNABは、薬効もある。ものも合成できる。しかし、犬を使って試験をした時に、肝臓で代謝されてしまっていた。代謝されてしまうということは、薬が体の中に留まらないということだ。

その日は雪が降っていた。当時臨床にいた尾澤は、小石川から筑波にかけつけた。駅につくとタクシー待ちの人がずらりとならんでいるのを見て、これは会議に間に合わないと焦った。高校生の前に「ごめん」と割り込み、それでも会議の開始の時間には間に合わなかった。

臨床部門を代表して出ている尾澤は、「代謝されてしまうのでは薬にならない」と反対をした。しかし、杉本はねばった。三年もかかってここまでたどりついたのだ。

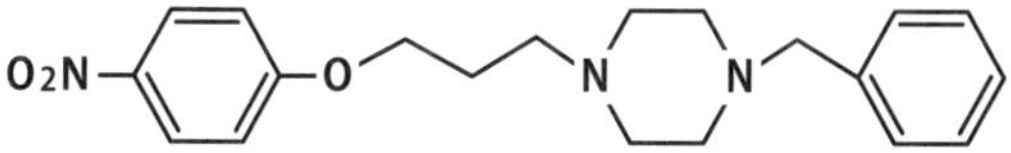

1（IC_{50}＝620nM）

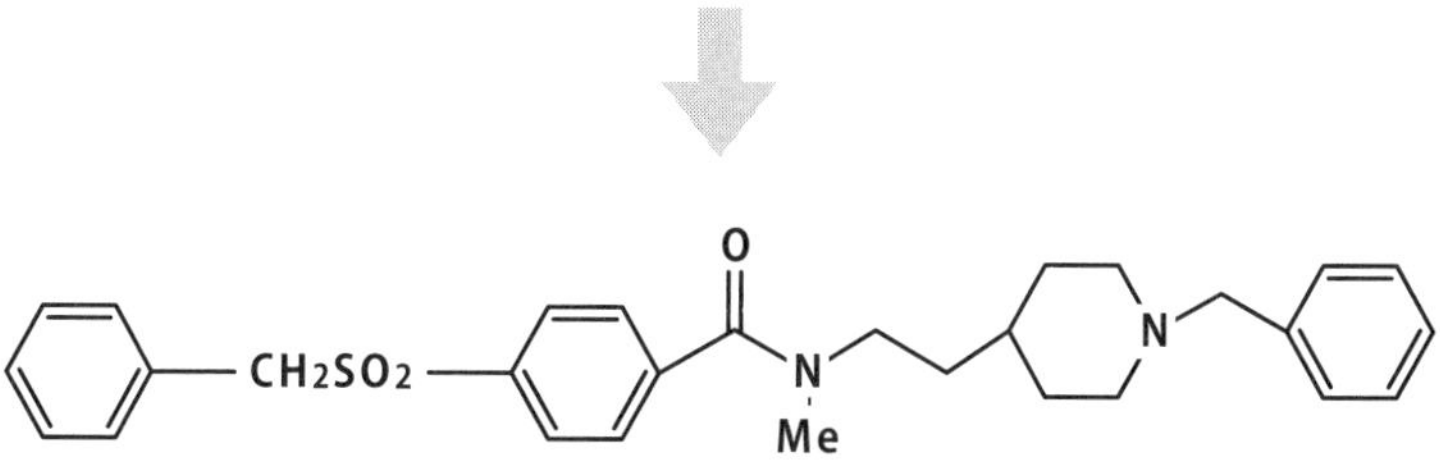

2（IC_{50}＝0.60nM）BNAB

「なんとかとおしてくれ。可能性はある」

会議は紛糾した。

仮にこの個別テーマの会議を通っても、待望品リストの会議にＢＮＡＢは耐えられるだろうか？

「待望品リスト」会議は臨床段階に入る薬を決める会議だ。一室から六室までの室長と各室の合成と薬理のリーダーが勢ぞろいして、内藤を議長にして行なわれる。ここで、各研究室は他の研究室とデータを共有し、本当に臨床に進むべき薬なのかどうかについて厳しい審査をうけるのである。

一室から六室までの中で、つねに杉本のいる二室の前に立ちはだかったのが、五室の室長山津功だった。

軍団を率いる山津功

山津功は一九六四年に群馬大学の工学部を出てエーザイに入った。工学部を出たので薬の化合ができたわけではない。たまたま、大学四年の時にやった研究が「有機顆粒促進剤の分子構造」というテーマだったために、人事部が有機化学をやっていると勘違いし、研究にほうりこまれた。高卒だった杉本はすでに入社をしており、山津のほうが一歳年上だったが、最初は杉本についていろいろ覚えたという。その後、工場にいったん出た後に、探索研究に戻ってきたが、このころには、エーザイにおける仕事のしかたのこつを、「他部署にどれだけ多くの人間を味方あるいは子分につけるかだ」と見抜いていた。

というのは、開発というのは安定性、分析、安全、代謝といった各項目をクリアしていかないと、そもそも臨床に進めないのである。安全性研究所で検査をしてくれる候補は限られている。他室のものがドロップすれば、それだけ自分の室がそうしたリソースを使えるチャンスが増える。そのことを山津は早くから見抜いて、臨床や安全性研究所など他の部署に親しい仲間をつくっていた。

山津閥というものができ始め、ポストについて人事権を持つようになると、自分の言うテーマをやりたければ、面接が必要だ、と公言するようになった。できの悪いやつに入ってもらっては困る。山津はそれを「軍団」と称した。

杉本は、いつもこの山津とぶつかった。

BNABの際も、そもそもアセチルコリンエステラーゼ阻害剤というのは農薬ではないか、ということを杉本らのチームは陰に陽に言われるようになる。

昆虫は特にアセチルコリンが増えると感受性が強くすぐに死んでしまうため、アセチルコリンエステラーゼ阻害剤は農薬として実際に使われている。「タクリン」がそうだ。また化学兵器として使われる「サリン」もアセチルコリンエステラーゼ阻害剤の一種である。アセチルコリンの受容体というのは全身の細胞にあり、アセチルコリンが出すぎると、呼吸困難になり、縮瞳し、目の前がまっくらになる。皮膚がぴくつき、泡をふいて死んでしまう。薬理を知っている人間は、そもそも薬にするのは無理だと考えている。

「体中、アセチルコリンが増えたらば薬になるわけはない」

「農薬ではないか」

「ＢＮＡＢもうまくいかなかったのに、これ以上アセチルコリンエステラーゼ阻害剤を研究していっても無意味ではないか」

そうしたことを杉本のチームは他室から言われるようになっていた。その裏にいるのは五室の山津功に違いないと、杉本は歯嚙みする思いだった。

実際、山津は公然と、ＢＮＡＢが待望品リストに残り臨床に進むことについて反対していた。

「これはなかなか捨てがたい」という杉本に対して、「それはあくまでラットの話ではないか」と一蹴した。

しかし、杉本はだからこそ、この個別テーマの会議を通して、待望品リストの会議にかけてみたい、と考えた。

個別テーマ会議で議論はヒートアップした。結局、研究開発本部長の内藤晴夫がひきとって折衷案をだすこととなる。

「わかった。杉本、つくりなおせ。ただし一年以内に。一年以内にできなければ、このプロジェクトは中止とする」

このようにしてＢＮＡＢは、待望品リスト会議に行かず「ドロップ」した。杉本のチームは他の新しいアセチルコリンエステラーゼ阻害剤を追究することになったのである。

一年以内と期間が区切られていることから、多くの人間は、「これは杉本さんに諦めてもらうための、内藤部長の最後通牒なのだな」と理解した。BNABの筋が駄目ということであれば、またふりだしから化合物を探していかなければならない。そもそもBNABに行き着くまでにも三年かかったのだ、一年でできるわけはない。

コンピュータで創薬をする

万事休すに思えた一年以内のまったく新しい化合物の生成。それをなし遂げることになるのが、入社一年目の新入社員と、コンピュータを使った創薬、CADD（Computer Aided Drug Design）の名手だった。

飯村洋一がエーザイに入社したのは、BNABがつぶれた一カ月後の一九八六年四月のことだ。一カ月の研修のあと、飯村は杉本のチームに配属され、BNABの後継物質BNAGの開発に携わることになる。

この入社一年目の飯村と、分析研究所にいた川上善之の二人が、「一年以内の後継物質」という難題をクリアすることになる。

分析研究所の川上は、立体構造解析を行っていた。薬物が効果をあらわすのはその薬物分子がある特定の立体構造をとるときにタンパク質と結合して効くという仮説から発達したのが薬物分子の立体構造解析だ。

二室にいた研究員の尾澤英男が、一年という短期間で開発するためには、立体構造解析の助けなくしては不可能だとふんで、川上に声をかけた。

それまでの杉本のやりかたは、コンピュータも使わず立体構造解析も使わず、カンと経験にしたがって化合物を次々につくっていき、その薬効を調べるというやりかただった。七〇〇以上つくってBNABにたどりついたわけだが、立体構造解析を使えば、どういう構造の物質をつくれば、どういうふうに効くかがある程度わかる。

といっても、CADDをやっているのはまだ始まったばかりのセクションで、コンピュータを使った立体解析を行なっているのは川上を含めて二人だけだった。

川上はまず、BNABで杉本らがつくった七〇〇の物質をパラメーターごとにわけて、どのパラメーターのどの構造だと活性があがっていくのかをコンピュータを使って計算をした。たとえば分子の構造でトランス体とシス体というふたつの形がある。このどちらの形のほうが活性があがるのか。「分子軌道法」をつかって電荷をもとめて、どのぐらいの電荷がいいのか。あるいは置換基での分子量の大きさはどれくらいがいいのか。これらいくつものパラメーターの最適を求めるのは人間の計算では無理で、コンピュータを使う。

ただし、コンピュータといっても当時は貴重品で、経理部で使っていたIBMの汎用機を夜間借りて、計算をした。

当時のコンピュータの性能だと、ひとつのコンフォーメーションを計算するのにまる一晩かかる。しかも、夜一〇時にはメインテナンスのためにいったんコンピュータをとめなくてはならない。早朝から計算を再開するが、夕方には、経理部が全国からの売り上げを集計するというのでその時間帯は使えなかった。

川上のやろうとしていたことは、アセチルコリンエステラーゼの三次元構造を特定しようとしていたのと同じことだった。この三次元構造にあいた穴の場所がわかれば、そこにはまってアセチルコリンが入る穴を防ぐ物質がわかる。

二次元の式から、コンピュータをつかって立体的なイメージを考えるのだ。

そうすると、

① 分子量の多いものが左側についていること

② 結合がトランス体よりも折れ曲がったアミド体のほうがいいこと

がわかってきた。

インダノン系という別経路をとる

合成のチームは苦戦していた。入社したばかりの飯村は、五月から参加したが、八月になるまでなかなかよいものが得られなかった。

八月にチームのひとり巣組広幸が、ある物質を化合した。これが可能性があるのではないかということになったが、しかし、巣組の実験ノートを使ってメンバーが再合成しようと思ってもうまく再現できなかった。

その様子を見ていた飯村は、別の合成ルートをたどれば同じ物質がつくれるのではないか、と考えた。それまではアミド結合というルートをとっていたが、飯村はこれを炭素炭素結合に変えれば可能ではないかと考えたのである。というのは飯村の大学時代の恩師に「他の人と違うことをやれ、そこから局面が開ける」と常々教わっていたからだった。

「違うルートでやれる可能性があるので私トライしてみます」

リーダーである杉本八郎のやりかたは、上からあれこれ管理するのではなく、やりたいとい

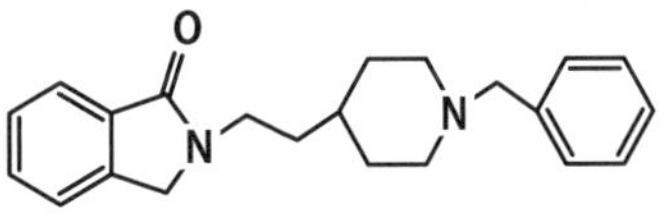

3（IC_{50}＝98nM）

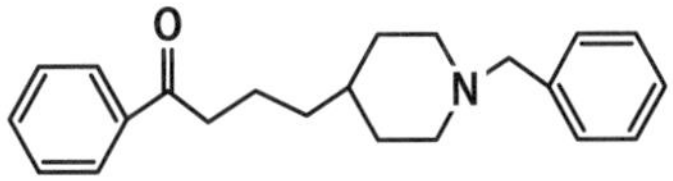

4（IC_{50}＝530nM）

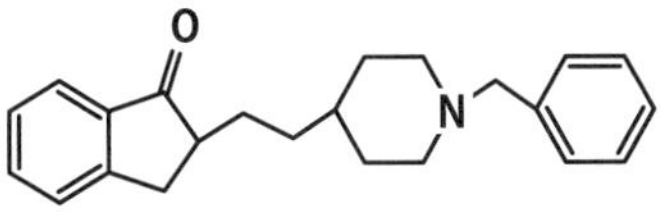

5（IC_{50}＝230nM）

う者がいればやらせてみるというやりかただった。新入社員の飯村が、先輩たちがやっている「本筋」と思われる方法以外を提案してきても、やらせてみた。

　すぐにその炭素炭素結合で確かに同じ物質はできた。しかし、動物実験の結果の活性はいまひとつだった。

　そうしたところに、環状アミドというアミド部分をまいた形のものをつくると活性が強くなることを他のメンバーが発見していた。それが3番の物質だ。飯村は、3番と自分がつくった4番のハイブリットをつくれば、いいのではないかと考える。5番の物質ができるが、活性は二三〇ナノモーラでまだまだだった。

　季節は夏を過ぎ、秋一〇月になっていた。

　5番の活性をあげるためには、左側の部分に何かをいれればいい。そこで飯村はインダノンをいれることを考える。電話帳のような試薬のリストからインダノン系を探した。その時めくったページにメトキシというCH_3Oが二個ついたものがたまたま目についた。活性のことを考えれば一個でいいのだが、飯村は二個ついたもののほうが形がよいとなんとなく感じ、その試薬を注文し、合成してみた。

それでできた物質の活性を測ったら、当たりだった。三〇ナノモーラ！　チームのなかでインダノン系への注目が一気に高まる。

しかし喜んだのもつかのま、ラットを使った実験で肝臓に対して毒性があることがわかり、これもドロップせざるを得なくなる。

すでに一〇月も半ばを過ぎており、内藤のくぎった一年の期限が迫っていた。チームの中には駄目かもしれないという焦燥感が広がっていた。

合成した物質ではなく原料のほうであたる

合成チームには、コンピュータ解析の川上からすでにいくつかの提案がきていた。それにそった合成も試されていたが、従来のルートでは難しく合成がなかなかできないでいた。飯村はふと、毒性が出て駄目になったあのインダノン系の化合物を使ってみてはどうかと考えた。

そうすれば川上から依頼のあった五骨格のものができるのではないか？　ただそれだとメチレン鎖がひとつ長い化合物になる。

「それでもよいか？」

と飯村が川上に確認をするとそれでもよいという。こうして6員環アミド体の誘導体の合成に成功したが、活性は一七〇ナノモーラと逆におちてしまった。

それを川上に報告すると、川上はあきらめきれないようだった。

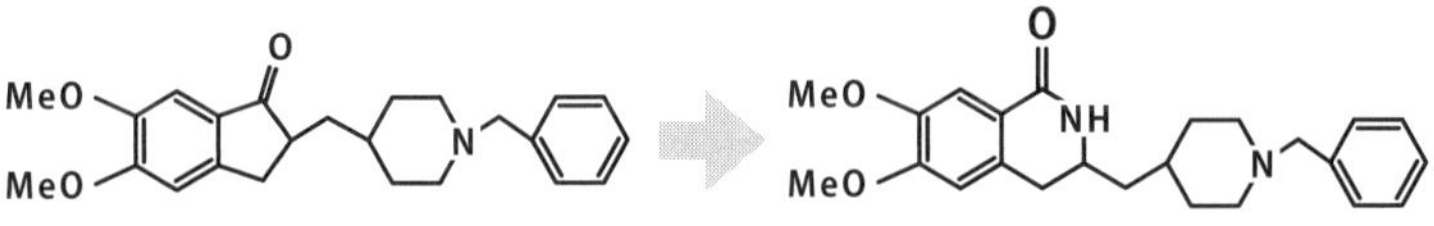

6（IC_{50}＝5.7nM）
BNAG、のちのアリセプト

7（IC_{50}＝300nM）

「自分がCADDでデザインしたものはメチレン鎖が一個のものだ。一個のものをつくってもらわないと納得できない」と川上は強く主張した。

すでにチームリーダーの杉本は、この筋はあきらめていたが、飯村は川上に「わかりました。あいまをみてつくります」と約束をする。

まずメチレン鎖のひとつ短い6員環アミド誘導体を合成するための原料を合成した。それは、「5、6—ジメトキシ—1—インダノン誘導体」（6）というものだった。そこから川上の望んだメチレン鎖が一個の物質がようやく完成した（7）。正規の勤務時間はアミド体の「本筋」のほうの合成をおいかけていたから、皆が帰った後の実験室で合成したものだった。

この物質を、薬理のチームに持っていき、活性を測ってもらう時、飯村はふとそもそもの原料「5、6—ジメトキシ—1—インダノン誘導体」も持っていくことを思いついた。というのは、やはり大学の恩師の教えのひとつに、「何かを合成する時は、かならずその原料も残しておけ」というのがあったので、原料「5、6—ジメトキシ—1—インダノン誘導体」も残していたからだった。

薬理から興奮した声で連絡があったのはすぐのことだった。

「強いものがあったよ！」

なんとこれまでにない五・七ナノモーラという数字を叩き出したというのだ。

五・七ナノモーラ！

「ああ、川上さんの構造解析はやっぱり正しかったんだな。川上さんやったね」

ところが、これは川上がリクエストしたとおりにつくったもののほうではなく、飯村がもしかしたらとついでに持っていった原料のほうの数字だった。川上がリクエストしたものは三〇〇ナノモーラという数字だった。

毒性のほうで駄目だろうというメンバーもいたが、「5、6―ジメトキシ―1―インダノン誘導体」は、これも楽々とクリアした。次の試験、次の試験と薬理がおいかけていくうちに、たいへんな物質だということがわかってきた。

まず非常に長い体内動態をもつ。つまりタクリンのように何度も投与せずとも薬がききつづける。そして脳への移行率も最適であることがわかってきた。

この時までに、他の研究員が本筋でおいかけていたアミド系の化合物があったが、試験管の中でも動物実験でも驚異の数字をたたきだす「5、6―ジメトキシ―1―インダノン誘導体」を「待望品リスト」会議、すなわち各室合同の臨床へ進むかどうかをきめるマイルストーンの会議に提出することを杉本は決めたのである。物質名は「BNAG」と名付けられた。

時に一九八七年二月。研究開発本部長の内藤晴夫が課した一年の期限にあと二カ月という時のことだった。

発癌性の試験で擬陽性が出る

その「待望品リスト」会議もあと一週間にせまった三月のこと。

「杉本さん、あの薬は駄目だ。発癌性の試験で赤信号が出た」

かかってきた電話は、安全性試験を行なう岐阜の川島工場（正式名称は川島工園）の安全性部長からだった。

「ＲＥＣ活性というインビトロ（試験管の中）での実験で、擬陽性が出た。擬陽性ということは発癌性の疑いがあるということだ。待望品リストの会議には持っていけない」

同じ二室の薬理のリーダーである山西嘉晴に杉本が確認すると、そんなはずはない、と言う。杉本は山西と一緒にその日の夜には岐阜の工場に飛んでいった。

岐阜には安全性の部長がいる。杉本は、岐阜に行く道すがら、またやられたのではないか、という疑心暗鬼にとりつかれていた。というのは、この安全性の部長は五室の山津功の仲間だった。山津閥の一人だったのである。山津が自分の派閥以外の申請に対して、厳しい態度で臨んでいるのではないか。鉛をのまされたような気分でその工場についた。

部長の応接室で交渉となった。

部長は、まず「なぜ駄目か」ということを説明し、発癌性の試験がどういうものかをデータを見せながら紹介する。

「私たちは安全性のプロだ。こんなものは絶対に認められない」

向うの態度はかたくなだった。剣道をやっていた杉本は、けんかっぱやくポンポンと反論をする。しかし、議論の中で、この試験のあとにある試験がわかってきた。姉妹染色体試験と小核試験というやはり発癌性をみるための試験だった。

冷静に二人の言い合いを聞いていた薬理のリーダーの山西が、その次の試験を通してそれがクリアできたらば、待望品リストの会議に回すということでどうか、というもっていきかたをした。

ようやくそこで相手は納得をし、とりあえずBNAGは生き残ることができたのである。

結果的には、姉妹染色体試験と小核試験は陰性となり、晴れて発癌性の疑いが晴れた。こうしてBNAGは待望品リストの会議を通過することになった。

ようやく臨床試験に送ることができるのである。杉本が開発を決意してから四年の月日が流れていた。開発の仕事はここまで。あとは杉本たちの手を離れ、薬の運命は臨床のチームに委ねられることになる。

左遷人事

杉本は、研究所内で圧倒的な権勢を振るう五室の室長の山津功がどうしても許せなかった。自分が一生懸命やっているテーマをかならず山津に邪魔をされる。それでこれまでどれだけ、自分が損をしてきたことか。BNAGもようやく臨床に進むことができたが、それも危なかった。

鬱屈した思いが内部でいつも渦巻いていた。研究所のカフェテリアで一二月に所員全員が集まったちょっとした忘年会があった。

山津功とふとしたことから口論になった。その際に、かっとなった杉本は、つい手が出てしまった。山津をぶん殴ってしまったのである。杉本にいわせると最初に山津が自分をはたいてきたので、それに応戦をしただけだということになるが、しかし、手を出したという事実は残った。

　年が明けた仕事始めの一九九〇年一月五日。仕事始めの会が行なわれたが、すでに社長に昇格していた内藤晴夫が杉本のところにビールグラスを持ちながらきて突然こう言ったのである。

「君、人事はどうか？」

　杉本は、最初冗談かと思った。入社以来研究職一筋できて、最近もBNAGを臨床に送り込んだ自分が人事部に異動させられるわけはない。そう思って、その場は聞き流した。

　しかし二月になって研究開発本部長の大薗士郎から呼ばれた。本部長室にいくと、こう内示をうけた。

「人事部に行って後進の発掘をしてほしい」

　杉本は、すぐさまこう返した。

「いやです。私は研究者として生きていきたいのです」

　探索研究は製薬会社の中でも花形の部署だ。そこで自分はすでにひとつの薬を市場にだし、自分が母親の痴呆から一〇年以上かけて送り出した抗痴呆薬が今まさに臨床に入っているのだ。自分は二室の室長になるものだと思っていた。それが、なぜ、そこを自分が離れなければならないのか。すでに四八歳。ここで人事部に行けば自分の研究者としての人生は終ってしまう。

　しかも人事部で用意されているポストは部下のいない担当課長だった。

　これは左遷以外の何物でもない。山津功はそれほどまでに力があるのか。

「納得できません」

　こう絞り出すように言った。

社長の内藤晴夫にも直訴した。

「社長。いやです。私は研究を続けたいのです」

内藤は冷然とこう言い放った。

「人事部が嫌ならば会社をやめてもらうしかない。人事部に行けば会社は一生面倒を見ることになる。どちらがよいか」


悄然として筑波の研究所を出ると雪が降っていた。灰色の天空から落ちてくる雪片をみあげながら、自分はいったいどうなるのだろう、と思った。高校を卒業して以来、毎日、毎晩、合成をし、三〇年近く薬をつくってきた。それ以外の自分は考えられない。

どうやって家までたどり着いたかわからない。しかし、家に帰ると妻の元子《もとこ》がすぐに何かあったと気がついた。元子は、もともとエーザイの研究管理部門で経理を担当しており、そこで知り合った。すでに社はやめていたが、会社のことはよくわかっていた。

「どうしたの」

「自分は研究者でなくなってしまう」

こう言葉に出すと、自分の全てが崩れ落ちてしまうような感覚に襲われた。

杉本八郎、一九九〇年四月一日人事部着任。

主要参考文献・証言者・取材協力者

杉本八郎、内藤晴夫、尾澤英男、山津功、飯村洋一、川上善之

How to improve R&D productivity: the pharmaceutical industry's grand challenge, Steven M. Paul et. al., Nature Reviews Drug Discovery 9, 203-214 (February 2010)

Oral tetrahydroaminoacridine in long-term treatment of senile dementia, Alzheimer type. Summers WK, Majovski LV, Marsh GM, Tachiki K, Kling A, The New England Journal of Medicine 1986 Nov 13

Tacrine in the Treatment of Alzheimer's Disease, William K Summers, Medical Sentinel, Jan/Feb 2000

「アルツハイマー病治療薬塩酸ドネペジル開発経緯」杉本八郎　有機合成化学協会誌　一九九八年四月

「新薬創造に賭ける〝現代の錬金術師〟」日経ビジネス　二〇〇一年三月一二日号

「アルツハイマー病治療薬塩酸ドネペジルの発見」杉本八郎　Medicine News 1998 Feb

「私の勧める三種の神器　野心、良質の種、感謝」クレオ　二〇〇〇年一二月

第3章　アルツハイマー病遺伝子を探せ

東京・小平の新設の研究センターの田平武のもとを訪れた患者は若年性アルツハイマー病だった。「夫の親戚には同じ病気の人が大勢います」。その患者は、青森の長身の一族だった。

その背の高い患者は、何も言われなければ、前線で働く普通のビジネスマンに見えた。しかし、話をするとすぐにおかしいことがわかる。同じ話を何度も繰り返し、こちらの言うことを理解していない。

妻が夫を病院につれていこうと思ったのは、朝、会社にでかけて「道がわからない」と戻ってきてしまったことがあったからだった。

一九七八年に東京都小平市にできた国立武蔵療養所神経センターは臨床と研究が一体になった最新鋭の施設だった。田平武《たびらたけし》はそこで診察をしながら、アルツハイマー病を研究の対象としていた。

「いつごろからおかしいと思われていましたか」

こう田平が聞くとその男性の妻は、「そう言えば、おととしぐらいから同じことを何回も言うようになりました」と言った。

カルテに「三九歳で発症」と書き込む。

MMSEという認知症の程度をはかるテストをすると、二〇点。二四点以上が正常、二〇点未満を中程度の認知低下とするから境界線であった。

続いてその妻が発した言葉に、田平ははっとして、ペンを止めて患者の顔を見た。

「おなじような病気の人が主人の親戚にはいっぱいいます」

これは家族性アルツハイマー病かもしれない。

その男性の郷里は青森にあった。背が高い美男、美女の一族だと言う。

突然変異の場所を探る

一九五三年に、遺伝子の構造が二重螺旋構造をとっていることが発見されて以来、この遺伝子の正体を解明しようとする遺伝子工学は、猛烈な勢いで進展していた。アデニン（A）、グアニン（G）、シトシン（C）、チミン（T）という四つの塩基のつらなりが、暗号になり、特定のタンパク質をつくる命令を発する。遺伝病とよばれる様々な病気は、突然変異によって、三〇億塩基対あるうちのひとつの塩基が置き換わったり、欠損したり、付け加わったり、繰り返されたりすることで、その命令がうまくだせなくなることによるものだということがわかってきた。

その突然変異の場所を探すことで、遺伝病の原因はわかる。

田平自身は、九州大学医学部の神経内科から一九七四年に、米国の国立衛生研究所（NIH）に研究生として三年滞在し、多発性硬化症という自己免疫性の脳脊髄炎を研究したあと、この小平の神経センターにやってきてアルツハイマー病をやり始めた。精神医学的なアプローチでこの病気のことを理解しようとするのには限界があり、急速に進む遺伝子工学、分子生物学の力によって解明されるのが本筋になると考えていた。

この時、田平は、「親戚にも同じ病気の人間がたくさんいる」というこの患者をたどっていけば、大きな家族性アルツハイマー病の家系にたどりつくことができるのではないか、と考えた。当時、米国の研究室では、いくつものアルツハイマー病の家系からとった血液のサンプル群にアクセスすることができたが、日本では、そうした家系の血液サンプルをとっていること自体が非常に珍しい時代だった。

田平が過去の論文をかたっぱしからくって調べていくと、精神医学というジャーナルの一九八三年三月一五日号にある論文が見つかった。弘前大学の医学部の医者たちが書いた論文で、田平のところにやってきたその四一歳の患者の故郷と重なる家族性アルツハイマー病の報告だった。

これだ！　田平は、この弘前大学の医者たちに接触することを思い立つ。一九八七年のことである。

新時代の研究体制

この本のプロローグで、家族性アルツハイマー病の患者、二戸陽子を診ていた弘前大学医学部の渡辺俊三のことについては触れた。その渡辺のもとに、日本の様々な大学から「協力をしてほしい」という問い合わせがくるようになったのは、八〇年代後半からだ。背景には、遺伝子工学の発展によって家族性アルツハイマー病の遺伝子の突然変異がわかるのではないか、という期待が高まっていたことがあった。

まず、一九八四年五月に、米国のジョージ・グレナーが「アルツハイマー病脳血管アミロイドタンパク質の精製とその性質の解明」を発表、アミロイド蛋白を初めて単離した。アミロイドというのは、アルツハイマー病患者の脳の神経細胞の外にたまる老人斑とよばれるゴミのようなものを形づくっている物質だ。そのアミロイドのタンパク質がわかったのだ。タンパク質がわかれば、そこから逆にたどっていって、遺伝子のどこの部分でそのタンパク質をつくる信号を出しているのか、たどっていけるかもしれない。

しかし、グレナーは分子生物学者でなかったために、単離まではできても、その遺伝子をクローニングして増やすということができなかった。この発見を知った世界中の分子生物学者たちが、自分たちならばクローニングができてそこから突然変異が特定できると、どっとこの分野に入ってきた。

そして、一九八七年にドイツのコンラッド・バイロイターという分子生物学者がアミロイド（＝アミロイドβ）がきりだされる元のＡＰＰ（アミロイド前駆体タンパク質 amyloid precursor protein）をクローニングし、シークエンスを特定しライブラリーを確認して、21番染色体に関係する遺伝子があることをつきとめた。

人間の遺伝子は全部で二三対《つい》の染色体からなっている。このうち二一番から研究者は探し始めたが、その理由は、二一番の染色体は、ダウン症の原因となるトリソミーが発生する場所だったからだ。トリソミーとは本来ふたつの染色体が、みっつになってしまう異常で、これが発生すると生まれてくる子どもはダウン症になる。

そしてダウン症は非常に若い年齢で、アルツハイマー病を発症することが知られていた。そこで、研究者は二一番を探していたのだった。

田平が渡辺に接触を図ってきた他の大学の研究者と違っていたのは、いきなり、弘前まで足を運んだことだった。他の大学は電話だったが、田平はアポもなしに、弘前大学の医局に突然渡辺を訪ねたのだった。

渡辺は、一九八三年にこの家族性アルツハイマーについての論文を書くずっと前、一九七七年頃からこの家系のことを調査していた。というのは、入院して診ていた二戸陽子とまったく違う入院患者が、実は家系図上でつながっていることがわかったからだった。

江戸時代までさかのぼった、巨大な家系図。そこから伸びている下のふたつの枝に同じ若年性のアルツハイマー病が発症していることを知った時、渡辺はこの家系のことを追ってみようと思ったのだった。

田平武は渡辺に会うと、情熱をこめてこう説得した。

「アルツハイマー病遺伝子の特定のために、ぜひ協力をしていただきたい」

田平は、小平にある神経センターの自分の研究施設を見た上で決めてもらってもよい、とまで言った。その時までに、いくつかの研究機関との共同研究を提案されていた渡辺だったが、実際に小平にある神経センターを訪れてみて、田平にまかせてみようという気になっていた。

というのは、渡辺は、弘前大学の医学部の病院に来る前にフランスのパリ大学などで政府給付留学生として二年五カ月を過ごしたが、田平の研究体制は、渡辺がフランスで見たものと同じだった。ジュネーという教授の研究室は、世界中から集まった三〇人ほどの様々な専門のスタッフがひとつのプロジェクトに横断的に関わっていた。

当時日本の大学は縦割りで、ジュネーのようにプロジェクトごとに人を集めるということなどはできなかった。田平は、前年に、かつて自分がいた九州大学から分子生物学者である高橋慶吉を神経センターに招聘、遺伝子工学を使ったアルツハイマー病の病因の解明に全力をあげようとしていた。渡辺がフランスの研究所で感じた、これからの研究のありかたを、田平の研究室に見たような思いがした。

五〇パーセントの確率で遺伝する病気

このようにして、田平武のいる国立武蔵療養所神経センターと弘前大学医学部の共同の調査が始まる。「遺伝子の解析をするには、患者さんからの血液が五から六人、発症していない家族内の人から二〇人必要」というセンターの遺伝子工学者高橋慶吉の意向が伝えられた。

これまで弘前大学医学部が論文で報告した五例では少ない、もっと多くの血液が必要だというのだ。

弘前大学の渡辺や渡辺の下にいた田﨑博一が、家系図を大きく広げて調査を始める。

弘前大学医学部附属病院の医者だった田﨑博一は、まず自分のところで診ている二戸陽子や、もうひとり渡辺が同じ家系につながっていると特定した男性の戸籍から過去にさかのぼる。町役場まで行き、古い戸籍を出してもらいたどっていく。

戸籍は慶應年間までさかのぼった。

そこから一軒一軒、家系内にある家を訪ねていき、実情を調査していく。

プロローグで紹介した「まきがくる」という隠語があることを知ったのも、その調査の中でだった。

大学の外来に来た患者で、若くして発病した患者はどこかでつながるだろう、と思って調べるとつながることもあった。

ちなみに田平の神経センターにきた三九歳で発症のサラリーマンは、二戸陽子と親戚だったことがわかった。

早い発病の患者が来た場合には、「どこの生まれで、家族のかたでほかに痴呆になった人はいないか」と聞くと、どこかでその家系図とつながった。

あるいは、他の病院に行って、若年性アルツハイマーの患者がいないか確認をして、その人の歳、名前、出身地ということを追っていく。役場での調査でだいたい、どこの家系はどういう姓になっているかわかっているので、そこにあてはめ、電話番号帳で現在の住所を調べる。そして、その当人の家に、体当たり調査をかける。実際にアポなしで訪れて、近親者に発病をした人がいないか、当人はいつから発病したかを聞く。

こうして発病が確認された者は家系図の中で●をつけていった。

田﨑らが数年をかけて完成していった家系図を見ると、この病気の残酷さがわかる。一九八〇年代後半から、九〇年代初頭に、三〇代、四〇代を迎えていた第四世代からすでに発病者が出ていた。五〇パーセントの確率だ。

つまり、母親なり、父親なりがその突然変異をもっていると、子どもを授かる受精時に、二分の一の確率でその突然変異が親から子に受け継がれる。

そしてその突然変異を受け継いでいると一〇〇パーセントの確率で発症する。

この当時でも、それぞれの家庭は、親戚や両親などに、早くから「まきがきてしまう」者がいることはわかっていた。自分たちもそのリスクを持っているし、子どもたちにもそのリスクがある、そのことも薄々わかっていた。

採血をさせてくれないか、という段になると、「いや、けっこうです」と断る家も多かった。自分たちの血液をそうした研究に提供したくない、というだけではなく、自分たちの将来のリスクがわかってしまうのではないか、という恐れがあった。

田崎らは、この病気の将来の研究のためと説得したが、遺伝子工学の詳しいことまで話をしているわけではなかった。そもそも現場の医者は、田平のチームがやっている突然変異の箇所を特定していく作業を完全に理解しているわけでもない。

それでも、病気が遺伝していない家系のほうから、他の家系の詳しい話を聞くことができ、病気の伝わっている家系のなかにも採血に応じてくれる人も出てくるようになった。

自宅でそのまま採血というケースもあった。採血したものは、バイアル（薬品などをいれる透明な容器）に入れて、空輸をして小平にある神経センターに送った。

八九年から始めて、患者から三人、健常と思われる家系の中から五人がとれた。神経センターの田平武と高橋慶吉は、他の世界の研究者と同様に、二一番染色体から探していった。しかし、この家系は、二一番染色体とはどうしてもリンクしなかった。この家系には、二一番染色体には、突然変異はなかったのである。

しかし、それではどの染色体を探したらばよいのか、田平たちは途方にくれていた。

違うアミロイド系疾患からたどる

一九九〇年代に入る頃には、世界の研究室で困惑が広がっていた。何十もの家族性アルツハイマーの家系が分析されたが、突然変異は二一番染色体には見つからなかった。

アミロイドβを産出する元の物質APPをコードしている遺伝子は二一番染色体にある。とすれば、家族性アルツハイマー病の突然変異はこの周辺にあるはずではないか。

突破口は、アルツハイマー病とは違う遺伝性のアミロイド系疾患からもたらされた。この疾患では、アミロイドが脳血管に損傷を与えて、五〇代から六〇代で脳出血を起こして死ぬ。ベルギーのアントワープ大学の女性の研究者、クリティーヌ・ファン・ブレックホーフェンは、この非常に稀なアミロイド性疾患「オランダ型遺伝性アミロイド出血性脳症」に注目していた。この家系の生存者の血液サンプルと死者の脳からの血液サンプルを解析すると、八九年から九〇年の冬には、二一番染色体に連鎖があることがわかったのである。

あとは突然変異の箇所をみつけるだけだった。ブレックホーフェンは、連鎖を報告する論文を『サイエンス』に提出するころには、突然変異を見つけていた。この突然変異自体は、タッチの差で、ニューヨークの別の研究者が先を越して、その発見の栄誉によくすることになるのだが、ブレックホーフェンは重要な示唆を親しい研究者に与えていたのだ。

アルツハイマー病の突然変異はこの「オランダ型遺伝性アミロイド出血性脳症」で見つかった突然変異の近くにあるかもしれない。

英国のジョン・ハーディーの小さな研究室は、このアドバイスをうけ、ライブラリーの家系の二一番染色体上の同じ位置を調べたのである。

すると、ついに見つかった。APP遺伝子の中の、「オランダ型遺伝性アミロイド出血性脳症」の突然変異から、約七〇塩基離れた箇所に、突然変異を見つけたのだ。

正常であれば、この位置にC（シトシン）があるはずだったが、その家系の遺伝子では、これがT（チミン）に置き換わっていた。

ハーディーの研究室はこの大発見にわきたったが、少々気になることがあった。ハーディーの研究室がアクセスできる二三のアルツハイマー病の家系のうち、この突然変異が見つかったのは、一家系だけだった。だが、ハーディーは研究室の冷凍庫に、他の研究者からもらった家族性アルツハイマー病の血液のサンプルがあることを思い出し、それを確認してみた。ビンゴ！　この家系でも同じ突然変異が見つけられた。

一九九一年二月、ハーディーの研究室が見つけた突然変異が、『ネイチャー』に掲載されると、全世界のマスコミは一斉にトップニュースとして取り上げた。ニューヨーク・タイムズは、「アルツハイマー病の原因遺伝子を発見」と一面でとりあげた。

病気のメカニズムがわかる

ハーディーの研究室がライブラリーにある二二の家系を調べても、今回見つかった突然変異を見つけられなかった、ということは、別の突然変異で起こる家族性アルツハイマー病があるということだった。

弘前大が調査した青森の家系も、この別の突然変異によるものだと考えられた。

しかし、なぜ、家族性アルツハイマー（多くが若い時期に発症する若年性アルツハイマー病である）の突然変異を探すことが重要なのだろうか？

遺伝性ではないと考えられるその他の多くの孤発性アルツハイマー病も、遺伝性のアルツハイマー病も、病気が起こるプロセス自体は同じはずだ。つまり遺伝性アルツハイマー病の突然変異を特定することで、病気が起こるメカニズムがわかる、ということになる。

事実、老人斑をつくるアミロイドβを産出するもとの物質APPをコードする遺伝子の中からこの突然変異が見つかったということは、アミロイドβがアルツハイマー病の原因として大きな役割を果たしているということの有力な状況証拠となる。神経原線維変化（PHF）の突然変異ではなく、まず家族性のアルツハイマー病で見つかったのは、アミロイドに関する突然変異だった。

そのことは、製薬会社が狙う創薬のターゲットができるということと同じだ。この突然変異が、果たす役割（後に、健常な人と比べて、異常な速さでAPPからアミロイドβが生涯にわたって切り出されていることがわかった）がわかれば、そこをターゲットにして薬を創ることができるというわけだ。

すでに、この病気では、実際の「痴呆」の症状があらわれるようになる一〇年から二〇年前から、患者の脳内では、アミロイドβの蓄積が始まり、神経原線維変化（PHF）が細胞内にたまってきていることがわかっていた。この病気のリスクがある人が予防のために薬を毎日飲むとする、そうなると、全世界における薬の需要は莫大なものになる。こうした計算がなりたった。

さらに重要だったのは、ハーディーの発見によってトランスジェニック・マウスがつくれるかもしれない、という期待が高まったことだ。

その頃までには、突然変異の見つかった他の病気では、その遺伝子をマウスの受精卵に注入することで、そうした病気の症状を呈する「トランスジェニック・マウス」がつくられていた。「トランスジェニック・マウス」は創薬の「聖杯」だ。このマウスで薬が効くかどうか、副作用はどうかを人間で確かめる前に確かめることができる。

ハーディーの論文が掲載されると、世界中の製薬会社と、研究室がこの突然変異を注入したアルツハイマー病のトランスジェニック・マウスをつくることに挑み始めた。
それをつくることができれば、この病気を克服する大きな助けとなるだろう。

主要参考文献・証言者

田平武、高橋慶吉、渡辺俊三、田﨑博一

『痴呆の謎を解く　アルツハイマー病遺伝子の発見』Ｒ・Ｅ・タンジ　Ａ・Ｂ・パーソン共著　森啓
監修　谷垣暁美訳

第4章　捏造の科学者

一九九一年三月「ネイチャー」に華々しく発表されたアルツハイマー病の症状を呈するトランスジェニック・マウス。ついに人類は、「聖杯」を手にいれたのか。が、写真に疑義が。

東京都老人総合研究所の女性研究員、内田洋子は、そのトランスジェニック・マウスがついにできたということを知り、心が躍った。一九九一年九月のことである。

その情報をもたらしたのは、米国の科学研究の最高峰ＮＩＨ（アメリカ国立衛生研究所）の傘下の研究機関アメリカ国立老化研究所（ＮＩＡ）高齢研究センター（ＧＲＣ）のホープ、ジェリー・ヒギンズだった。

ヒギンズは、ＮＩＡの中の研究組織、高齢研究センター（ＧＲＣ）の所長ジョージ・マーチンが、老化研究がこれまでのような精神医学者だけでやっているだけでは限界があるとして、招聘したばかりの分子生物学者だった。内田がついていた東大の井原康夫（第1章参照）とは、懇意の関係だった。井原もヒギンズも酒が好きで、飲み仲間でもあった。ＮＩＡと老人総合研究所はしばしば合同のシンポジウムを開いた。そうした関係から、研究員も交換しようということで、内田洋子に白羽の矢が立ったのだった。

内田は、前年に、井原康夫とともに脳の神経細胞を維持する物質〝成長抑制因子（ＧＩＦ）〟を発見していた。

論文発表がまだなので、極秘ということで伝わってきた情報によれば、そのマウスは、四カ月で脳にアミロイドβを発現し、八カ月で神経原線維変化（ＰＨＦ）を発現するという。アルツハイマー病の症状を呈する完璧なトランスジェニック・マウス、ということだった。だとすれば大発見だ。しかも自分は、そのマウスをつくったというヒギンズの研究室に二カ月後にはいくことができる。

内田洋子は、自分の研究計画に、そのトランスジェニック・マウスを前提としたものもひとつ加えた。トランスジェニック・マウスを使って、成長抑制因子（ＧＩＦ）がいつ減っていくのかを確かめようと思ったのだ。

内田は病理学からアルツハイマー病研究に従事することになったが、分子生物学のほうに転向し、この病気を捉え直したいと考えていた。ジョン・ハーディーが二一番染色体にあるアルツハイマー病遺伝子を発見したのはこの年の二月だった。

ＡＰＰ遺伝子の中に見つかったその突然変異はしかし、家族性アルツハイマー病の一パーセント以下にしかあてはまらず、他の遺伝子が必ずあるはずだった。

その遺伝子をめぐって世界中の研究室が、昼夜を分かたぬ研究をしている時期でもあった。未来は分子生物学の先に開けている、科学にたずさわる誰もがそう考えた。

しかも、このジョン・ハーディーの発見から七カ月で、トランスジェニック・マウスが誕生したという。

アルツハイマー病遺伝子の発見も、トランスジェニック・マウスの開発も、競争は激しい。多くの研究室がこれに挑んでいたが、栄光に浴するのは、最初に発表をした一チームだけだ。他のチームはそれが、論文誌に掲載されているのを知った時、自分たちが何年もとりくんできたことが水泡に帰することを知るのだ。
しかし、自分もそうした世界の競争の中に身をおいてみたい。

「なぜ人間の脳細胞の写真を貼っているのだろう？」

内田洋子が、ボルチモアにあるアメリカ国立老化研究所高齢研究センターに到着した一一月四日、ネイチャーに発表されるというくだんの論文の写真が所内に掲示されていた。論文のタイトルは「人間のＡＰＰのＣ末端断片を過剰発症するトランスジェニック・マウスに老人斑と神経原線維変化そして神経細胞の脱落が見られた（Amyloid plaques, neurofibrillary tangles and neuronal loss in brains of transgenic mice overexpressing a C-terminal fragment of human amyloid precursor protein)」。

ジェリー・ヒギンズはセカンドオーサーとして名前を連ねていた。

論文自体の説明はない。しかし、そこに掲載されるという写真が貼ってある。

病理出身の内田洋子は、その写真を見た時、「なんで人間の脳細胞の写真が貼ってあるのだろう」と不思議に思った。

たしかにその写真には、老人斑と神経原線維変化がはっきりと写っていた。しかし、なぜかマウスの細胞の写真にみられるはずの細胞膜を認めることができない。

人間の患者の脳をとる場合は、心臓死したあとに標本を採取するので、細胞膜が崩れてしまっている。細胞膜は最初に崩れてしまう組織だが、マウスの場合は、殺してすぐその標本をとるので、標本は新鮮で、細胞膜がはっきり残っている。その細胞膜がない。

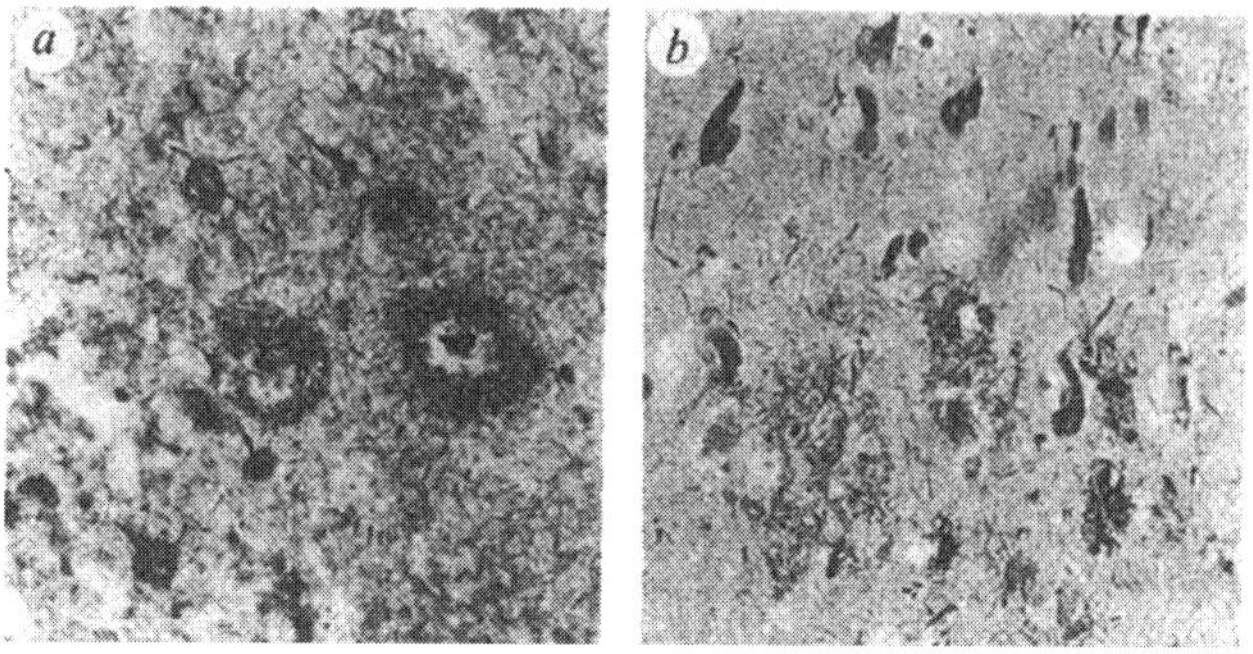

ネイチャー1991年12月12日号に掲載された写真Fig3aとb

しかし、内田がもっと仰天したのは、くだんのジェリー・ヒギンズがＮＩＨの上層部の人間や、取材に来たプレスの人間に、その写真を「このようにトランスジェニック・マウスの脳にははっきりと老人斑と神経原線維変化（ＰＨＦ）が認められた」と説明していたことだった。内田は自分の英語力が拙いせいで聞き間違えたのかと思った。

そして一九九一年一二月一二日の「ネイチャー」にくだんの論文は華々しく掲載された。

著者はファーストオーサーが河畑茂樹、セカンドがジェリー・ヒギンズ、ラストがジョン・ゴードン。

論文の中身はこうだ。

そのマウスは、マウントサイナイ病院にいた河畑茂樹という山之内製薬からの訪問研究員が、ラボのヘッド、ジョン・ゴードンの指導のもとに作成した。

河畑は、ＡＰＰ（アミロイド前駆体タンパク質）のアミロイドをコードする部分をつなげた人間の遺伝子を、マウスの受精卵にマイクロインジェクション法で注入した。この際、河畑がＡＰＰ遺伝子につなげたのは、プロモーターとよばれるもので、遺伝子の発現場所や量を決めるもの。Thy-1プロモーターを利用することで、アミロイドをコードする遺伝子が脳神経だけに高発現するマウスができた。そのマウスを育てていくと、八カ月で老人斑と神経原線維変化（PHF）が認められたとして、その「マウス」の脳細胞の写真が論文には掲載されていた（Fig3aとb、Fig4aとb）。

内田洋子がNIAについた日に見た写真はFig3aとbだ。aは広角でとらえた写真なのでわからないが、bは明らかに人間の脳の写真だった。ジェリー・ヒギンズが説明をしている時に「マウスの脳」の写真と言ったのは、自分の英語力が拙いので聞き間違えたのかと思っていたが、「ネイチャー」に掲載された当の論文でも、マウスの脳細胞としている。

内田洋子は、信じられない思いで、ラボの他の研究生に「ヒギンズのデータはいんちきだ」とこぼした。

「洋子の言うことは、科学的根拠がないじゃないか」。そう返されたが、問題は、ヒギンズのラボで病理をやったことがある人間がひとりもいないことだった。

同じ「ネイチャー」の号に、アルツハイマー病研究のドンとも言えるハーバード大学のデニス・セルコー（第1章参照）が、アルツハイマー病の原因の解明はこのヒギンズらの論文によって、「おおいに進む」とし、このトランスジェニック・マウスの誕生を「アルツハイマー病研究にもっとも有用な動物モデル」とする二ページにわたる論評の記事を書いていたことも、信頼性をこの論文に与えていた。

研究所を支えるスター科学者

もともとマウスは、マウントサイナイ病院の河畑、ゴードン組がつくったものだった。その解剖と病理をうけもったのが、ＮＩＡのジェリー・ヒギンズだ。

河畑もゴードンも、分子生物学者で、病理のことはわからない。そのふたりがトランスジェニック・マウスをつくったという情報をつかんだヒギンズは、自分は分子生物学者でありながら病理もわかる、だからそのマウスを病理解剖して、どんな変容を脳がしているのか、確認をすることができる、と二人に売り込んだのだという。

そうして、老人斑と神経原線維変化（ＰＨＦ）という人間のアルツハイマー病でおこる変化がマウスでも起こっていることを確認した。だから、自分はファーストオーサーになるべきだ、とまでごり押ししようとしたという。

ヒギンズは、分子生物学でアルツハイマー病の研究を拡大しようとしている所長ジョージ・マーチンの期待を一身に背負っていた。

分子生物学の分野では、イン・サイチュー・ハイブリダイゼーション（In Situ hybridization）という組織や細胞において、特定のＤＮＡやｍＲＮＡの分布や量を検出する方法の第一人者だった。

In Situ hybridizationは、組織の構造を同定する当時としては新しい方法だった。たとえば脳の切片をみる際、それまでは色をつける染色と、ある物質を抗体をつかって検出する方法のふたつしかなかった。

それが、八〇年代後半から、ある特定のRNAを検出する方法ということでIn Situ hybridizationという方法ができた。たとえば、APPにあたる特定のRNAを染めるという方法だった。アルツハイマー病の世界ではかなり新しい方法だった。

四階建ての研究所の一階はすべてヒギンズの研究室にあてられていた。日当たりのいい南側に面しており、絨毯がしいてある。事務と図書館は北側がわりふられていた。分子生物学者ばかりの一〇人ほどの少人数のラボだったが、最新鋭の設備を購入していた。研究所の他のラボは、いい設備がなく、ヒギンズのラボの設備をよく借りにきていた。ラボの年間のランニングコストとして一億円に近い金が使われていた。

NIHの傘下の研究機関だからできることで、所長のジョージ・マーチンはこれからの老化研究は、生化学ではなく、分子生物学の分野でしかもアルツハイマー病のような難病をターゲットにしなくてはならない、ということで予算をヒギンズのラボに注ぎ込んでいた。

その期待に今回の「ネイチャー」論文は、充分応えるものだった。

もし、それが本当ならば……。

「人間の脳の切片をはりつけている」

論文の信頼性が揺らぐのは早かった。病理をやったものが見れば、使われている写真は、人間の脳の写真であることは明らかだったからだ。

一二月一二日に発表された論文は、クリスマスのころには、大きな物議をかもしていた。年があけて論文の査読者でもあったデニス・セルコーがボストンから調査にやってくることになった。

その前日。

内田洋子は、In Situ hybridization をやろうとして、脳の切片を調べる部屋で作業をしていた。そこをちょっとした用事のために離れて、小一時間して帰ってきた時のことだ。ジェリー・ヒギンズがその部屋にいて何かごそごそとやっていた。ラボのヘッドがこんなところで、作業をすることは普通ないので、内田は声をかけた。

「何をしているんですか？」

するとビクッとしてジェリーは振り向いた後、こう言ったのだ。

「マウスの切片にヒューマンの切片を貼り付けている」

「どうしてそんなことをしているの？」

「明日、セルコーが来るから」

論文は、人の脳の切片の写真をとって、マウスの写真と言って出した。ところが、セルコーが調査に来たら、写真ではなくその切片自体を見せなくてはならない。それで残っているトランスジェニック・マウスの標本に、人の脳の標本を乗せて貼り付けようとしているというのだ。

普通はそうした作業は鍵をかけてやるだろう。鍵もかけず、しかも、内田に聞かれたら正直に話してしまう。内田はなぜそんなことを自分に話してしまうのか、まったく理解ができなかった。内田は、知りすぎた自分は殺されてしまうのでは、と一瞬考えた。

マウントサイナイ病院では再現できず

翌日、セルコーがやってきた。セルコーによれば、それは「なんとも言えぬ、シュールな時間であった」と言う。ヒギンズは、「これが切片のプレパラートです」と言って、標本の顕微鏡をセルコーに覗くように促した。

セルコーはこう私に証言している。

「私の目には、老人斑と神経原線維変化を起こしているマウスの脳の切片ではなく、人間の脳の切片に見えた」

セルコーは、七時間か八時間をヒギンズと過ごしボストンに帰っていった。

奇妙なことにヒギンズは、内田以外には、所長にも妻にもそしてラボの研究員にも、自分はいかなる不正もしていない、と言い張っていた。

一方マウントサイナイ病院では、ゴードンが半狂乱になって、ヒギンズに連絡をとろうとしていた。そもそも、マウントサイナイ病院の著名な神経研究の研究者からヒギンズを紹介され、解析を依頼したのだが、それが間違っていたのだろうか。マウスを作ったのは、ゴードンと河畑の仕事だったが、そのマウスをヒギンズに送って以降の話は、ヒギンズが一手に引き受けている。ヒギンズの解析の結果を受け入れて論文を書いただけだが、これは人間の脳の写真なのか？　ゴードンは再三、ヒギンズにネイチャーに提出した写真のもとの標本を送るように促したが、それはいっこうに送られてこなかった。

そこでしかたなく、ゴードンと河畑はマウントサイナイ病院にいる別のマウスで、脳の標本をとって、その切片を見てみた。老人斑も神経原線維変化（ＰＨＦ）もなかった。

その結果が伝えられても、ヒギンズは「マウスのラインの違いだ」と言い張っていた。

「論文は撤回すべきです」

内田洋子の帰国の日が迫っていた。

内田は、帰国の際、ボストンによってセルコーに会うことになっていた。それはセルコーの主宰するセミナーに出席するからだったが、ボストン行きの航空券をとっていたことから、ヒギンズが「なんでボストンなんかにいくんだ？」と聞いてきた。「セルコーのところによってセミナーに出席するから」と内田が言うと、ヒギンズは、「君は僕を捨てて、セルコーのところに留学先を変えるんだ」と言って、泣きだしてしまったのである。

内田が、びっくりして、「なぜ泣くんだ？」と聞くと、ますます涙がポロポロでてくる。ヒギンズは、当時四〇代、ぽっちゃりとして田舎のおっさんみたいな顔だちだったがそれをくしゃくしゃにして涙を流す姿は、内田にとって非現実的としか言いようがなかった。「僕は何ひとつ変なことはしていない」

こうさめざめと泣くが、もうこのラボはおしまいだ、と内田はさめた思いで感じていた。

帰国の二月二〇日の直前に、高齢研究センターの所長ジョージ・マーチンに面会を求めた。ここで、内田は、自分が見たことを全て報告した。

ジョージ・マーチンは言葉を失い、こう返すのが精一杯だった。

「僕はジェリーを信じているから。そこまでやっているとは思わない」

内田は、はっきりこうマーチンに告げた。

「論文は撤回すべきです」

なぜ破滅するとわかっていながら捏造をするのか？

二月一八日、ボストンでセルコーに会った内田は一時間半ほど、ヒギンズの論文について議論をした。

内田が、実際に、ヒギンズが人間の脳の切片をマウスの脳の切片にくっつけたところを見てしまった話をすると、セルコーはすごく納得した様子で、自分もプレパラートを覗いて貼り付けているのがわかった、と言った。

「私はリトラクション（撤回）したほうがいい、と所長に言いました」

しかし、どうしてセルコーは査読の時に気がつかなかったのだろうか？

ネイチャーの場合、投稿した原稿は編集委員会（Editorial Board）にまわされる。そこで、まず九五パーセント近くが掲載不可としてリジェクトされる。ここで残った五パーセントがレフリーと呼ばれる査読者のところにまわされる。査読者は少なくとも二人。その査読のレポートが編集者に回され、そのレポートをもとに編集者が、アクセプト（掲載）か、マイナーリビジョン（原稿の手直しが必要）、メジャーリビジョン（実験の追加など大幅な原稿の手直しが必要）か、掲載拒否（リジェクト）かが決められる。

理科系の研究の場合、どの論文誌に自分の論文が載るかで、研究者の将来が決まってくる。論文誌もピンからキリまであり、それはインパクトファクターという数字で可視化されている。

インパクトファクターはその論文誌が他で引用された回数によって決まっており、「ネイチャー」「サイエンス」の二誌は、なかでもインパクトファクターが最高のトップオブザトップだ。それだけに、分野の流れを変えるような画期的な発見はこの二誌に発表される。

アルツハイマー病のトランスジェニック・マウスは、治療研究の将来を決めるような重要な発見だ、だから、「ネイチャー」を飾るにふさわしい。

さらに、理解しなければならないのが、「ネイチャー」「サイエンス」「セル」などに論文が掲載されることで、研究者は、大きな研究予算をとることができるようになる、ということがある。

例えばアメリカの場合で言えば、ＮＩＨの出す研究費はずば抜けており、一九九一年当時で総額一兆二〇〇〇億円近い研究費が予算として計上されている。この研究費は、ＮＩＨ傘下の研究者でなくとも申請ができる。そしてこの申請が承認されれば、億の単位の研究費が支払われる。米国の場合でいうとＮＩＨグラントをとった研究者を、大学や各研究所は招聘する。その研究費は、三年や五年といった単位で支給され、ラボヘッドは、その金で、研究員の給料も払うのである。

ヒギンズの場合で言えば、ＮＩＨ傘下の研究所であるが、所長のジョージ・マーチンが優先して研究費をまわしていたのは、すでに書いた。ここで「ネイチャー」の論文が出れば、それもちゃらになる。ジョージ・マーチンも上部機関のＮＩＨに対して自分の采配を誇示できることになる。

しかし、重大な発見は論文の形で提示されると、世界の研究室が一斉に、追試を行い、実際に書かれてあるとおりにやれば、書かれてあるような結果が得られるか、が試される。大きな発見であればあるほど、なおさら厳しく再現性が問われるのだ。

そうした前提があるから、セルコーは、ヒギンズがなぜこのような自己破滅的な捏造をするのか、まったく理解ができなかった。

セルコーは「なぜ見抜けなかったのか」という私の問いに、「そもそも査読者は、論文で提示されているデータが真正のものとして、論文を読んでいる」と答えている。

査読者が、厳しくチェックするのは、その研究がどのようにその分野に影響を与えるかだという。セルコーは内田の問いに当時こうも答えている。

「アルツハイマーの病変を持つトランスジェニック・マウスがついにできた、ということに舞い上がってしまった。だがどうも違ったようだ」

「そうですね。私が先生の立場であっても、面白いと思ってアクセプトのほうに入れてしまうかもしれません」

捏造の罠

「ネイチャー」の一九九二年三月一二日号で、論文撤回が、河畑、ヒギンズ、ゴードンの三者連名で発表された。それによれば、河畑、ゴードンの担当した遺伝子注入については再現できたが、ヒギンズの担当した老人斑と神経原線維変化が見られるとした病理的報告は再現できなかった、とされていた。

ジェリー・ヒギンズはこの論文を最後に、科学界から姿を消した。

研究所を解雇されたあと、精神病院にいるといった噂が流れたことまではわかったが、その真偽は確認できなかった。インターネット上にもぷっつりとその足跡は消えてしまっているのだ。

論文のうち河畑らが受け持った部分についてはマウントサイナイ病院の調査でも、不正は発見されず、再現できることがわかっている。河畑はこの時のショックからよく立ち直り、その後二〇〇〇年代は、山之内製薬の創薬研究の上流で活躍した。

ジョン・ハーディーが二月に初めてアルツハイマー病遺伝子を発見した一九九一年のうちに、三つのチームがアルツハイマー病の症状を呈するトランスジェニック・マウスを作ったと発表したが、このヒギンズの例もふくめてすべてが、再現性が確認できず、後に撤回されている。

しかし、この三つのうち二つは、単純なミスによる間違いで、ヒギンズがやったような捏造ではなかった。

ヒギンズが体現した「捏造の罠」は、後も科学界で繰り返されることになる。なぜ、後でばれるとわかっていながら、自分の身が滅ぶとわかっていながら、不正をするのか。この問いは、科学界で競争が激しくなればなるほど、問われるようになってくるのである。

アルツハイマー病治療薬をつくるための「聖杯」はまだ、人間の手のうちにおりてこなかった。

そうした中、残りの九〇パーセント以上の家族性アルツハイマー病の遺伝子を探る研究室の競争はますます激しくなり、科学者たちへの重圧は高まっていた。

主要参考文献・証言者

内田洋子、河畑茂樹、Dennis Selkoe

Amyloid plaques, neurofibrillary tangles and neuronal loss in brains of transgenic mice overexpressing a C-terminal fragment of human amyloid precursor protein, Shigeki Kawabata, Gerald A. Higgins & Jon W. Gordon, Nature, December 1991

Alzheimer's retraction, S. Kawabata, G.A.Higgins, J.W.Gordon, Nature, March 1992

Alzheimer's Research Suffers Major Setback; Original Data Questioned in Prominent Mouse Study, Robin Herman, 03/10/1992 The Washington Post

東京都老人総合研究所年報　No.20　1991

第5章　アルツハイマー病遺伝子の発見

アルツハイマー病遺伝子の発見レースはデッドヒートがくり広げられていた。神経センターと弘前大のチームは、突然変異の場所を14番染色体の八〇〇万塩基まで絞り込む。

弘前大の田﨑博一がこつこつと集めた血液は、少しずつ小平の神経センターに集積していった。田﨑が採血した血はバイアルにいれられ、バイアルはアイスボックスに移された。アイスボックスは、その日のうちに青森空港から羽田を経由して小平の神経センターに送られる。神経センターのほうでは、高橋らが血液の到着を待っていた。

血液を分離し、リンパ球にEBウィルスをかけて癌化させる。そうするとそのDNAは保存され、あとからの遺伝子探しに使えるという仕組みだ。零下一九六度になる液体窒素のタンクのなかにチューブをじゃぼんと入れて保存していく。

アポEの発見

ジョン・ハーディーが二一番染色体上にみつけた突然変異の次のアルツハイマー病遺伝子が、一九番遺伝子にみつかっていた。一九九二年一〇月。アポリポタンパクE、略してアポEという遺伝子だ。アポEには三つのタイプ、E2、E3、E4があった。E4を二つ持つ人は、

E2を二つ、E3を二つ、あるいはE2とE3を持つ人にくらべて、アルツハイマー病になる確率がかなり高かった。E4を二つもつ人は人口の二パーセントだったが、危険度が高いということがわかった。

だが、この遺伝子は家族性アルツハイマー病の遺伝子とは性格が違っていた。アポEは遺伝性ではないアルツハイマー病のリスクを高める遺伝子だ。

引き続き、家族性アルツハイマー病の大本命の遺伝子探しは続けられていた。

どうやら本命は一四番染色体にあるらしいということがわかったのは、一九九二年のことだ。世界の三つのチーム、ピーター・ヒスロップ、ジョン・ハーディー、ジェラルド・シェレンバーグが、ほぼ同時に、一四番染色体に遺伝子はあると発表したのだった。

田平や高橋も、その発表をうけて、一四番染色体を探し始める。

「連鎖解析」という作業をしながら、その範囲を狭めていくのだ。「連鎖解析」は正常な人の遺伝子と患者の遺伝子をマーカーでくらべて偏りがないかを探していくという作業だ。一四番染色体の先端から少しずつその「連鎖解析」をやって範囲を狭めていく。

高橋の下に光永吉宏という研究者がいて、その光永がおもに作業をした。

患者の妻からの手紙

田平を青森の家系にむすびつけたきっかけとなった患者は、郷里に帰っていた。その背の高いサラリーマンは、複雑な作業ができなくなり、駐車場の整理をする係に配置換えになったりしたが、結局それも手にあまるようになり、地元の青森で療養することになったのだった。九〇年八月三日消印の妻からの手紙が田平の手元に残っている。

暑い日が続いております。私たち家族もこちらの生活にすっかりなれました。主人の障害年金の手続きをしていましたが、このたび、二級の認定をしていただきました。先生にはいろいろお手数をおかけしました。

最近の主人のようすは以前とあまりかわりなく、あまり外には出ず、テレビ等ですごしています。そのテレビもCMになるとすぐとめてしまいます。CMは音量が、高いし、しつこいのでいやなようです。ときどき私が散歩やドライブにつれだしています。以前書きましたケイレンはまったくなくなりました。ケイレンの翌朝はかならず転んだり、大変だったのですが、それもなくなりほっとしています。ケイレンは4月にひどかったのですが、5月の連休においたちが五人もきて、とてもにぎやかで、主人はそれをとてもいやがりました。私たちは別棟で寝ることにしました。その別棟で寝るようになってから、ケイレンがなくなりました。4月はひっこしてきたばかりで、精神的につかれており、そのせいでケイレンがあらわれたのかと、私も原因はわかりません。

大学の先生が今新しい薬をためしてみたいというので服用しています。効果のほどはわかりませんが、まわりのものは最近変わったといっています。この変わったというのは、以前はよく怒っていたのですが、それがほとんどなくなったので、変わったようにみえるのではないかと思います。怒る原因が私にはよくわかりますので、それをあらかじめとりのぞいたり、機嫌が悪そうだったらば、昔の話や、他の話などをして気持ちをそちらのほうに向けています。それが気をつかうところで、大変といえば大変ですが、しかたのないことです。とにかく主人は、私と子どもがいれば安心するようで、なるべくそのようにしたいのですが、今後の生活のことを考えると、三級の障害者年金だけでは足りず、いま悩んでいるところです。ではまたかわったことがありましたらば手紙を書きます。

かしこ。

その手紙を読みながら、田平は患者がアルツハイマー病の典型的な過程をたどっていることを確認した。アルツハイマー病の患者は、盗まれてもいないのに、ものを盗まれたと思い込んだりする「ものとられ妄想」やおこりっぽくなって暴れるなどの時期をへてやがて多幸期と呼ばれる時期に入っていく。その多幸期に患者は入ったのだ。

ちなみに、ちょうどこのころ、エーザイの杉本らが開発したBNAGがE2020という名前で臨床第一相試験に入っていた。この手紙の中で、大学の先生がためしているという新しい薬はそのE2020である。患者は、E2020か偽薬のどちらかを飲んでいることになる。

田平らが今必死になって探しているアルツハイマー病の遺伝子の研究はこの患者を救うことはないかもしれない。しかし、将来、この患者の子孫をかならずや救うことになる。

そう田平は自分に言い聞かせ、毎日の「連鎖解析」にとりくんだ。

八〇〇万塩基まで絞り込む

この当時のアルツハイマー病の遺伝子探しについて「ＵＳニューズ・アンド・ワールド・レポート」誌はこんなふうにその過熱ぶりを書いている。

〈アルツハイマー病の遺伝子探しが、いかに仁義なき非情な競争であるかについて科学者たちは一致している。それを見つけたものは、名誉と金を得る。「アルツハイマー病の原因につながるその発見は、ノーベル賞が待ち受けている」とは、ＮＩＨでアルツハイマー病研究を監督するクレイトン・フェルプスの予測だ〉

田平たち神経センターのチームの解析では、一四番染色体の先端部分には一致する突然変異はないことがわかってきた。

この当時、欧米の研究チームの間では、妙な噂が出回って、遺伝子探しをする者の心胆を寒からしめてきた。それは、日本のチームが突然変異をすでに特定しているというものだ。レースの先頭グループにいたハーバード大学のＲ・Ｅ・タンジは、その噂を聞いてそれが現実だと知るという悪夢を見て、目が覚めるという経験を自らの手記に書いている。

実際、田平たちのチームは、一四番遺伝子の中の長腕の半分くらいまで、その範囲を絞り込んでいた。塩基の数は八〇〇万塩基。

ここで田平は重大な決断をする。その八〇〇万塩基まで絞り込めたということで論文を書いて発表することにしたのだ。

この発表はトリッキーだった。他のチームにその範囲をわざわざ教えてしまうことになる。

しかし、ここまでわかったということを論文の形で出しておくことで、昼夜を分かたぬ働きをしている光永吉宏や高橋慶吉の業績になる。

光永は、この仕事にとりくんでかれこれ三年になる。「USニューズ・アンド・ワールド・レポート」誌が書くように、アルツハイマー病の遺伝子探しは、「勝者は名声と富を得る。しかし、勝者はただ一人。それ以外の敗者たちにとっては、長年にわたる昼夜をわかたぬ働きが水泡にきしてしまう」。

光永は業績がなければ、研究者として次のステップに進むことはできない。

そうした判断から、田平は、八〇〇万塩基まで絞り込んだことを、「ランセット」誌のレターに投稿した。

「ランセット」は、臨床のすべての範囲をカバーする雑誌で、「ニュー・イングランド・ジャーナル・オブ・メディシン」につぐインパクトファクターを持つ雑誌だった。

一九九四年一〇月二日の「ランセット」に田平らの論文は掲載された。論文の筆者には、弘前大の田﨑博一や渡辺俊三も入っていた。

その論文は、カナダのピーター・ヒスロップら欧米の研究者をおおいにあわてさせた。

「噂は本当だった。日本のチームはここまで絞り込んでいる！」

八〇〇万塩基の先端部とねっこの部分があやしい。どちらから先に探し始めようか、こう田平たちのチームが考えていた時に、鹿児島の鹿屋体育大学の研究者が、一四番染色体からDLSTというミトコンドリアの遺伝子をつりあげ、これがアルツハイマー病遺伝子と関係しているのではないか、という論文を出した。このDLSTが、その八〇〇万塩基のまさに先端部にあった。

これは先端部からしらみ潰しにやっていくしかない。田平らはそう考え、このＤＬＳＴ周辺で突然変異を探すことにし始める。

しかし、でない。

遺伝子発見

そして一九九五年の五月、鹿児島であった神経学会でのことだった。井原康夫（第１章参照）が、田平をみかけると、こう声をかけたのだった。

「遺伝子がとれた！」

井原はメディアが取材をかけてきたことでそのニュースを知ったのだった。カナダのトロント大学のピーター・ヒスロップが突然変異の場所をみつけ、それをネイチャーに発表する、という。

田平は衝撃をうけた。間に合わなかったか！

光永と一緒に、突然変異を三年間にわたって探し続けてきた分子生物学者の高橋慶吉は、そのニュースを、神経センターの所長から知らされた。

自分たちが探していたものと同じなのか？　違っていてくれ、そう祈った。

しかし、六月二九日付けのネイチャーに掲載されたヒスロップの論文で、特定された場所を、ストックしてある青森の家系の血液で調べてみると、ドンピシャリその場所に突然変異はあったのである。

遺伝子は、日本のチームが探していた先端部ではなく、テロメア、つまり染色体が交差するねっこの部分にあった。

チャンスはあったが、自分たちはものにできなかった。全身の力が抜けるようだった。

弘前大の渡辺俊三や田﨑博一もそれぞれこのニュースを別の形で知った。渡辺は田平の出席していた鹿児島の神経学会の席上でそのニュースを聞き、田﨑は、田平から葉書で知らされた。渡辺や田﨑らにとって重要だったのは、自分たちが長年にわたって診てきたこの青森の家系にもヒスロップがみつけたのと同じ突然変異があったということだ。

田平ら神経センターのチームと、渡辺ら弘前大のチームは、青森の家系にヒスロップが見つけた突然変異と同じ突然変異があったことを論文にし、「ランセット」に送った。

「日本の家族性アルツハイマー病にあるＳ１８２遺伝子の欠損突然変異」と題した論文が、ランセットに掲載されたのは、一九九五年の八月一二日のことだ。

一族に告知するか否か？

ヒスロップが発見したアルツハイマー病遺伝子はプレセニリン1《ワン》となづけられる。

この遺伝子変異は、ＡＰＰからアミロイドβ42を多く切り出す働きをもっていることが後にわかっている。通常は、アミノ酸の数が40のアミロイドβ40が多くきりだされるのだが、この突然変異を持つとカットする場所が、2アミノ酸分ずれ、アミノ酸の数が42のアミロイドβ42が多くきりだされていってしまう。この42のほうは40より凝固性が強い。そのことでアミロイドベータの集積が進み、アルツハイマー病になると考えられた。

渡辺や田﨑ら弘前大のチームには、青森の一族に採血した結果、突然変異がみつかったということを各個人に伝えるか否か、という重い宿題が残された。

中には発症していない人もいる。

当時は、こうした遺伝病の突然変異をみつけるため協力をしてもらった人々に、その結果を伝えるか否かという指針は医学界で決まっていなかった。

田平や高橋、渡辺、田﨑らの共通した認識は、この病気は治療法がない、ということだった。五〇パーセントの確率でその突然変異は遺伝をしていく。そしてその遺伝子が受け継がれれば、一〇〇パーセントある年齢で発症する。しかし、そうした遺伝子を持っている可能性があると、どうして伝えることができるのか。

患者に近ければ近いほどその苦悩はました。町役場の戸籍から始まって村の家、ひとつひとつを訪ね歩いて調査をした田﨑博一は、ことに悩んだ。

結局、田﨑らは、伝えなければいけないのではないか、と悩みながらも、その結果を伝えることはできなかった。

神経センターの高橋慶吉は、日本でもアメリカのように、医者でも研究者でもない第三者機関が、将来の病因解明のためということで、血液のサンプルを集め、研究者に匿名化して公開するということが必要だと痛感した。

家族性アルツハイマー病の遺伝子の有無についての検査開示の基準がきまるのは、ずっと後のこと、二〇一七年以降の話だが、そのことを読者は、この本の後半で読むことになるだろう。

ヒスロップの論文がネイチャーに発表された一週間後には、もうひとつのアルツハイマー病遺伝子プレセニリン2《ツー》が見つかった。

このプレセニリン2もAPPからのベータアミロイドの切り出しに関係する遺伝子で、ワシントン大シアトルのジェリー・シェレンバーグやハーバード・メディカル・スクールのルドルフ・E・タンジらが発見した。

これで、APP、プレセニリン1、プレセニリン2、アポEとアルツハイマー病に関する四つの突然変異が出揃ったのだった。

しかし、中でも、プレセニリン1は、ほとんどの早発型の家族性アルツハイマー病の原因遺伝子であることが今日ではわかっている。プレセニリン1によるアルツハイマー病は、発症年齢、死亡年齢がもっとも低い。三〇代、四〇代で発症する。なかには二〇代で発症する痛ましい事例もある。

人類は、家族性アルツハイマー病の原因の遺伝子を手にいれた。この病気で苦しむ人々を救うために次にすることは何か?

それはこの遺伝子を使ったトランスジェニック・マウスを開発することだ。その「聖杯」を手にいれれば、様々な治療薬をまずマウスで試すことができる。田平たちも中外製薬の協力をあおぎ、ただちにトランスジェニック・マウスの開発に研究をシフトする。

そのトランスジェニック・マウスを誰が開発したかという話に移る前に、遺伝子特定競争のさなかに始まっていたエーザイのE2020の治験はどうなったかを次章では見てみよう。

治験はうまくいっていただろうか? 人事部にいかされた杉本八郎はどうしているだろうか?

主要参考文献・証言者

田平武、高橋慶吉、田﨑博一、渡辺俊三、井原康夫

Missense mutation of S182 gene in Japanese familial Alzheimer's disease, Hiroshi Tanahashi, Yoshihiro Mitsunaga, Keikichi Takahashi, Hirokazu Tasaki, Shunzo Watanabe, Takeshi Tabira, The LANCET, Saturday 12 August 1995, Vol 346 No. 8972 Page 440

『痴呆の謎を解く　アルツハイマー病遺伝子の発見』R・E・タンジ　A・B・パーソン共著　森啓監修　谷垣暁美訳

Stalking Alzheimer's genes; A fevered competition to find the hereditary cause of a killer pays off by Traci Watson, U.S. News & World Report, July 10, 1995

「家族性Alzheimer病」田平武　最新医学　二〇〇一年七月号

第6章　有意差を得ず

E2020の日本での治験は、第一相の10ミリで副作用が出たために、第二相では2ミリ投与がマックスとされた。が、米国の臨床チームは、それが誤りだ、と主張する。

研究職から人事部に来た人間は、エーザイ史上初めてだった。しかも組織長ではない。部下のいない担当課長が杉本八郎についた肩書だった。

机の前に座っていなければならない、というのがまず苦痛だった。研究職の時は、自由に部屋を出入りし、研究棟の中を歩き回れたのが、九時に出社したら、ずっと座っていなくてはならない。

そして電話。

四月は学生たちが問い合わせの電話をかけてくる時期でもあった。目の前の電話に外からかかってくる。しかし、これまで研究職としてシャーレをのぞくことしかしてこなかった人間は、どう対応したらいいかがわからない。

対応の仕方を、自分より十も年下の人間に聞かなくてはならない。

新入社員の研修の引率をやらされた。そのこと自体が屈辱だった。研究員がなぜ、こんなことをしなければならないのか？　普通だったらば、入社二、三年目くらいの男の子か女の子がやる仕事だろう。それを四十面さげた男が何でやるのか？

しかし、杉本八郎は、もう研究者ではなかったのだ。五十を目前にしたこの人事は、これがすなわち片道切符だということを意味していた。

研究者であり続けるために、社をやめようと思った。

他社の研究職に移れないかどうか、実際に動いてみたが、当時の日本の製薬会社は基本的に終身雇用制度であり、そもそも四十半ばを過ぎて移籍するような人事システムになっていなかった。

自分にできることは何なのだろうか？

筑波の研究所で下にいた飯村洋一らは、杉本のために社の業務の終わった後、私的勉強会をつくってあげていた。メンバーはＢＮＡＧをつくりだしたＣＡＤＤの川上善之と飯村らだった。勉強会の名前は「ＢＮＡＧ研究会」。山津功が権力者だったために、山津の目の届かないところでこっそりとやっていた。杉本は、人事部の勤務が終ると、わざわざ筑波まで出向いてその勉強会に出席した。そこで、杉本は、自分が臨床に送り出した薬の情報を得るのだった。

この勉強会の場でだけ、自分は研究者に戻れるような気がした。自分たちが心血を注いで通したアルツハイマー病の薬ＢＮＡＧ、臨床医薬品名Ｅ２０２０は、うまくいっているだろうか？

Ｅ２０２０は、杉本が人事部にきた一九九〇年四月の一カ月後には、臨床第二相に入っていた。

しかし、日本での臨床試験ははかばかしくなかったのである。

行き詰まる日本での治験

臨床第一相試験が開始されたのは一九八九年一月だ。通常臨床試験の第一相、フェーズ1はその薬の性格を確認することに重点がおかれる。安全性やその薬が血中濃度で半分になる半減期などが測られ、二相以降の投与量を決める基準となる。フェーズ1の責任者は後に取締役になる長谷川二郎だった。当時は、研究開発本部の臨床薬理室にいた。

半年ほどのこの試験で、この薬は10ミリグラムを投与すると、吐き気や患者が興奮をしだすなどの副作用が出た。またこの薬は半減期が非常に長いのが特徴だった。七二時間。この結果が出た時点で、会議でこんな意見が出た。

「これは危険だ。半減期が七二時間なんてのはもってのほかだ。副作用が出た時に、七二時間も半減期があったら処置できないだろう。仮に薬をやめても副作用が続いてしまうことになる。この薬はもうやめよう」

この10ミリグラム投与で副作用が出た、半減期が長いという二つの結果が、臨床第二相の形を決定づけた。最大でも一回の投与を2ミリグラムに制限したのである。

一九九〇年五月から一九九一年一一月まで国内五〇箇所で行なわれた被験者への投与は、1ミリグラム、2ミリグラム、プラセボ（偽薬）を、八週から一二週投与する二重盲検試験となった。

二重盲検試験とは、患者、医師、そして製薬メーカー側も、どれが1ミリグラム、2ミリグラム、偽薬なのかがわからない状態で行なう試験を言う。この薬の種類は、キーとして封印されており、試験の終った段階で、キーオープンしてこのキーをコンピューターに入力するとそれぞれの薬別の結果がでてくるという仕組みだ。

フェーズ２の責任者となったのは林秀樹だった。二〇一二年には、執行役員のNo.２とも言える代表執行役副社長になる林も当時はまだ三〇代。その林が、尾澤英男とともにプロダクトマネージャーとしてＥ２０２０の治験全般の責任を負うことになった。

林が、一回２ミリグラムの錠剤を上限としたのは、フェーズ１の治験で、10ミリグラム投与が副作用を出してしまったからだった。半減期が、七二時間と長いので、連続投与をしていくとすぐに血中濃度が、10ミリグラム単回投与の濃度を超えてしまう。

この前期臨床第二相の結果は、しかし、「有意差を得ず」。偽薬と、２ミリグラム投与で統計的な差はない、つまりどちらを飲んでも症状の進行に変わりはない、ということだ。

林と尾澤は、３ミリグラムの錠剤も試してみた。これがぎりぎりの用量だ。それ以上増えると、半減期から血中濃度が10ミリグラム単回投与をはるかに超えてしまう。

この３ミリグラムの投与は、九一年六月から九一年一一月にかけて八週から一二週行なわれた。

しかし、キーオープンの結果は、ここでも「有意差を得ず」。

日本での治験は、前期第二相で、行き詰まっていたのである。

二人の助っ人

まだ、エーザイがゾロメーカーと言われジェネリック製品をつくっていたころから、いつかアメリカに出て行かなければならない、と言っていたのは、内藤晴夫の前の社長の内藤祐次だった。

「日本には、むかしラムネもあったし、三ツ矢サイダーもあった。しかし、全部コカ・コーラにとってかわられた」

歯磨き粉だって、ライオン、シオノギ、サンスターであったのが、コルゲートが入ってきた。病気は世界共通。そういう中で、日本の医療業界も、規制と国民皆保険に守られているが、いつか飲料や歯磨き粉のようになる。その時座して死を待つのではなく、今から準備しなくてはならない。そのためには、こちらから海外の市場に出て行くことだ。そう内藤祐次は社員たちに公言していた。

エーザイは、一九八一年に初めてアメリカに出ていっている。最初の陣容はたった三人。後にエーザイ・アメリカの社長になる松野聰一はこの最初の三人のうちのひとりだった。

当時、アメリカに出て行けないか、という内藤祐次の言葉に、三人は必死でエーザイがもっている商品を調べるが、アメリカで売れるようなものは、ビタミン剤と医療機器くらいしかなかった。

息子の内藤晴夫が、ノースウエスタン大学のビジネススクールでＭＢＡをとった後、入社した。営業畑を歩かず、いきなり探索研究をもたされることになったのは、海外に出るには、よい薬を開発するしか方法がないということを親子でよくわかっていたからだった。

時はバブル、他の企業が、ゴルフ場を買ってマネーゲームに狂奔していた時代に、エーザイはこつこつとためてきた内部留保で海外に研究拠点をつくった。

ボストンのハーバード大学に在籍していた有機合成化学者の岸義人を核に、米国で研究者をスカウトし、アメリカでの創薬をねらい、探索研究の研究所をつくる。

さらに、八八年にはニュージャージーのティーネックに臨床開発のための会社を立ち上げた。スカウトされた研究者は、米国の大手製薬メーカーの最前線で、治験や探索研究を担っていた強者たちで、彼、彼女らが、日本で行き詰まっていたE2020に米国の治験で愁眉《しゅうび》を開くことになるのである。

米国とスイスのそれぞれの製薬メーカーから一九八九年に移籍してきたローレンス（ラリー）・フリードホッフとシャロン・ロジャーズ、この二人が、日本での治験の問題点を洗い出し、突破口を開く。

それは、最大で3ミリグラムという投与量にあった。

タイトレーション

「タイトレーションということをあなたたちは知らないのか？」

小石川のエーザイ本社の臨床チームとティーネックのエーザイ・アメリカの臨床チームを結ぶ「インターナショナル・テレコンフェレンス」。そこで、米国の臨床チームのシャロン・ロジャーズはいらだたしげな声で日本の臨床チームに投げかけた。

米国側はローレンス・フリードホッフ、シャロン・ロジャーズ、日本側は、林秀樹、尾澤英男が日米それぞれの臨床チームの代表として出席している。会議には、アメリカ側ではエーザイ・アメリカ社長の松野聰一や日本で臨床を統括している長谷川二郎も出席している。

「タイトレーション」。これは「漸増による慣れ」とでも訳すべきだろうか。中枢神経系に作用する薬は、用量が多いと、E2020などのように吐き気などの副作用がでる。しかし、人間の神経には、徐々に慣らしていくと、副作用が抑えられ、その薬本来の作用が現れてくるという特性がある。これは分厚い薬理の教科書にもほんの数行ででてくるようなもので、臨床第一相を担当した長谷川二郎、第二相を担当した林秀樹、尾澤英男、森信行もよく知らなかった。

ローレンス・フリードホッフは「スクイブ」、シャロン・ロジャーズは「ロシュ」という巨大製薬メーカーで、臨床の最前線をはってきた科学者たちだった。彼、彼女たちは、こなしている現場の数やシビアさが違っていた。

フリードホッフとロジャーズは、エーザイの臨床第一相、前期第二相までのデータを見て、まずこの臨床試験の最大の問題は、日本チームが「タイトレーション」について理解していないことにあると判断した。第一相で出た10ミリグラム投与による副作用、七二時間の半減期にとらわれすぎていることで、薬が本来効く用量を患者が与えられていない、ということを疑った。

米国での治験申請は、九〇年一二月二〇日。米国で行なった第一相の結果からすれば、臨床第二相の最大投与量は、5ミリグラムにするべきだと、フリードホッフとロジャーズは主張したのである。

米国の臨床チームは、独立性があった。しかし、社全体の意向には従わなければならない。一方日本側は、前期第二相が失敗に終ったという弱みがある。

九一年八月から一二月にかけて、投与量をめぐって、日米の臨床チームの意見対立は激しくなってきた。中でも、米国での5ミリ投与に反対していたのは日本の第二相の責任者である林秀樹だった。林は患者の「問題行動」をあげて反対した。

「アルツハイマー病の患者は『問題行動』を起こす。Ｅ２０２０の副作用は、それを悪くする。日本では、患者がトイレットペーパーに火をつけてしまった、ということもあった。米国でそのような問題が起きて、大問題になったらばどうするのか？」

林は、10ミリグラムで副作用が出るとわかっているのに、血中濃度が10ミリを超える５ミリ投与については絶対反対だった。

シャロン・ロジャーズがすかさず反論する。

「それは、副作用ではない。アルツハイマー病本来の症状ではないか。その症状の進行を止める薬をわれわれは臨床試験しているのだ」

「１ミリ、２ミリでも副作用が出ているのに、ボランティアを殺す気か」

「インターナショナル・テレコンフェレンス」の度に、日米の感情はねじれていく。

ローレンス・フリードホッフは物静かなタイプで会議ではあまり発言をしなかったが、会議の後で、エーザイ・アメリカの社長の松野聰一にこうこぼすようになっていた。

「日本側とは話ができない。仕事ができない。これじゃどうにもならない」

松野は営業畑の人間なので、研究者たちの議論のどちらが正しいか、わからない。そこで、会議の後で日本側の人間にフリードホッフが悩んでいることを伝えると、こんな感情的な言葉が返ってきた。

「松野さんはどしろうとだ。なっちゃいない。フリードホッフの臨床医の経験なんて、ちょっとスクイブにいただけの話で駆け出しだ。あんなやつの言うことを松野さんはおうむ返しに我々に言うんだ。おかしいよ」

シャロン・ロジャーズ

米国側で会議の度に激しく林らとやりあったのが、フリードホッフの下にいるシャロン・ロジャーズだった。

林とは自宅で電話をうけてまで、議論したという。

シャロン・ロジャーズがいなければ、E2020が治験をパスすることはなかっただろう、とは、当時ロジャーズとやりあった日本側の臨床チームの面々も認めている。

当時四〇歳。小柄で、美人。切れるように頭がよく、行動力がある。会議の場では論理的にすぐに日本側の痛い点をついてくる。自分のことを「シャロン」と親しみをもって呼びかけようとするエーザイの社員がいると、かならず「ノー、アイアム、ドクター・ロジャーズ」と訂正した。ロジャーズ先生と呼びなさい、というわけだ。シャロンと呼んで許されるのは、社長の内藤晴夫だけだった。

ロジャーズが厳しかったのは、別に日本人に対してだけではなかった。治験が始まると、各臨床施設で治験にあたる医者、調査員たちを徹底的に指導した。米国はまだよかった。英国では、ロジャーズのやり方は無礼だ、ロジャーズのもとではやりたくない、と言い出す医者もいた。

しかし、ロジャーズほどこの薬にほれこんだ研究者もいなかった。ロジャーズは「ロシュ」にいた時代にたまたま出席した学会で、ヘッドハンターに声をかけられエーザイに入社するが、入社を決めたのは治験のパイプラインにE2020があることだった。この薬の臨床をやってみたい。フリードホッフの五時間にわたる面談をうけて、フリードホッフともうまがあい、エーザイに入社したのだ。

フリードホッフが静とすれば、ロジャーズは動、実際にいいコンビだった。だがやりこめられる日本側はロジャーズがどうしても好きになれない。フィギュアスケートの名手で、米国の大会でジャネット・リンと競っていたという噂が流れるが、実際には二四歳をすぎてスケートを始め、得意なのはアイス・ダンスだった。だが、実際にフィギュアスケートの国際審判員の資格をもち、オリンピックの審判員も務めた。スポーツをしているために、若々しく体は引き締まっている。

日本の3ミリ、アメリカの5ミリ、どちらが正しいか

薬理の面から言って、この薬は試薬のようだ、とロジャーズは思った。アセチルコリンエステラーゼを阻害し、アセチルコリン分泌を増やし、衰えていっている神経伝達を元に戻す、その一点のみに作用する薬で、他の作用を持っていない。半減期が長いから駄目だと日本側は言っているが、そうではない。半減期が長いということは、しょっちゅう薬を飲まなくて済むということだ。一日一回でいい。しかも日本側が言っている副作用は、連続投与の「慣れ（タイトレーション）」によって克服できる。

そこで、まず臨床第一相で5ミリ投与を試してみた。そこで問題がないことがわかると、今度は、毎日5ミリの錠剤を飲んで、それを三週間続けるという試験をやってみせた。その結果、人々は深刻な副作用なく、過ごせたのである。これが「タイトレーション」だ、とロジャーズ

は説明した。

しかし、日本側の意見は変わらなかった。

臨床第一相は、投与量を決めるための治験だ、だから5ミリ投与もいいだろう。しかし、臨床第二相ともなると、アメリカや欧米の国々の一〇〇箇所以上もの施設で治験が始まる。その時問題が起これば、エーザイはたっていられなくなる、そう林は心配した。

シャロン・ロジャーズによれば、内藤晴夫が5ミリ投与を認めたことが、米国における臨床第二相で5ミリグラム投与の最終的ゴーサインになったという。

しかし、日本では林は投与量について譲らなかった。

日本では九一年一〇月に後期第二相臨床試験が始まるが、ここでの最大投与量は2ミリグラムだったのである。

こうして、アメリカでの臨床第二相が一九九一年の一二月に始まった。プラセボ、1ミリグラム、3ミリグラム、5ミリグラムの四群間二重盲検比較試験。一九九三年三月まで続くこの試験は、一六一箇所の病院や医療サイトで、一二週間投与するというものだった。

日本の3ミリ、アメリカの5ミリ。どちらが正しいのか、治験の結果に委ねるということである。

「タクリン」の再評価

米国と日本で臨床第二相が続いている間に、大きな動きが、アメリカの医薬品の承認機関であるFDA（アメリカ食品医薬品局）であった。

アセチルコリンエステラーゼ阻害剤に「タクリン」という物質があったのを覚えているだろうか（第2章28ページ参照）。オーストラリアで第二次世界大戦中に合成されたアセチルコリンエステラーゼ阻害剤だ。昏睡に陥った動物や人間の患者を再び覚醒させる目的で使われた薬だったが、これをアルツハイマー病の患者に投与することを始めたのは、医者のウィリアム・サマーズで、最初はアルツハイマー病患者一七人に投与した。その結果、特に軽症の患者の群に有意な改善がみられた。サマーズがその結果を一九八六年一一月一三日付の「ニュー・イングランド・ジャーナル・オブ・メディシン」に投稿し、これをエーザイの杉本八郎は読んで、独自のアセチルコリンエステラーゼ阻害剤の探索を始めたのである。

その「タクリン」は、米国国立老化研究所、米国アルツハイマー協会、ワーナー・ランバート社によって、一九八七年九月から多施設で二重盲検試験を行なうが、肝機能障害が多発したため一カ月で治験が中止されていた。

しかし、FDAで、この「タクリン」の治験について再評価が始まったというのである。外部のアドバイスを求める諮問委員会（Advisory Committee）を招集することをFDAは決めた。一一名の有識者からなる諮問委員会は、FDAとワーナー・ランバートから資料提供をうけFDAへ「答申」を出す役目をおう。

一九九一年三月に開かれた最初の諮問委員会では「承認の勧告」は否決される。ワーナー・ランバートがさらにデータをつけくわえて再申請をすると、ここで、「試験的新薬運用」（Treatment IND）をしてはどうかと、委員会は答申したのである。「試験的新薬運用」とは、その病気に対する薬がまだまったくない状態の時FDAが新薬の使用を一時的に認め、そこから集まってきたデータをもとに、商用の「承認」を決める特例措置だった。

一九九二年二月から始まった「試験的新薬運用」によって、結果的に七四〇〇人の患者が、治験に入ったのと同じことになり、そのデータをもとに、一九九三年三月に委員会はもう一度集まり、今度はFDAへの「承認の勧告」が可決される。

エーザイはこの「タクリン」後《のち》の商品名「コグネックス」の動きを注視していた。実際に、エーザイ・アメリカの松野聰一は、FDAの委員会の傍聴席に足を運んで議論の推移を聞いている。

FDAが「タクリン」の試験的新薬運用を認めたということは、E2020にとっては朗報だとエーザイの臨床チームは捉えた。

もし、「タクリン」が治療薬として承認されるのであれば、このE2020が承認されないはずはない。なぜなら、「タクリン」は半減期が短く、一日四回も飲まねばならず、肝障害リスクのため医師は注意深く服用を指示しなければならないが、そうした問題がE2020にはないからだ。

日本の後期第二相では、これまで認知症の度合いを測っていたメジャーを変えて、ADAS《エーダス》－cog《コグ》がとりいれられた。

痴呆の治験の難しさはどうやって痴呆の程度を測るかという尺度の問題がある。それまで使われていた長谷川式簡易スケールやMMSEといったテストは満点が三〇点だった。三〇のうち、軽度中度の人は平均が二〇点。その動きが二～三点のところで、プラセボとの差を出さなければならなかった。その差をもっとはっきり分かるようにと米国で創り出されたのがADASというスケールだった。これは七〇点満点。動きとしては五～六点あって、変化が見易くなる。

そのＡＤＡＳ－ｃｏｇを使って以下の試験を行なった。
1、0.1㎎／日と2㎎／日を8週間投与の二重盲検比較試験（91年10月～92年9月）
2、2㎎／日を24～48週間投与したオープン試験（91年10月～93年9月）
3、プラセボ、2㎎／日を24週～48週投与の二重盲検比較試験（91年10月～93年10月）
今度こそ、有意差がでる、そう日本の臨床チームの期待は高まっていた。

しかし、キーオープンの結果は、またもや「有意差を得ず」。

林秀樹ら日本の臨床チームに深い失望感が広がった。残るは、米国のキーオープンだけだった。これが駄目だということであれば、Ｅ２０２０はあきらめざるを得なくなる。

このころ、エーザイは新製品の上市がなく、苦しい時期だった。一九九二年二月二二日の社内報「エーザイ週報」では、社員の心配に応える形で、研究開発本部開発部長のこんなコメントが掲載されていた。

「現在エーザイの新製品が枯渇している理由のひとつとして、一一年前の研究所の移転による研究稼働の低下を理由にあげるむきもあるが、内藤社長自らが筑波研究所に乗り込んで指導した成果が、近年になって申請実績となって実り始めてきた」

だが、治験申請まではいっても、承認まで行き着いている薬はなかった。


この薬を飲んでいると、妻が私のことをわかる時がある

米国でのフェーズ2は、九一年一二月から九三年三月まで続けられた。一二週間投与の試験だったが、患者は希望すれば、治験が終ったあとも、今度はオープンラベル、つまりプラセボ

ではないE2020を無料で服用することができた。これは、内藤の決断によってエーザイが行なった英断だったが、ロジャーズはこんな経験をしていた。

ロジャーズは、治験を行なっている医療サイトに足しげく通い、医者やそこに通う患者や患者の家族と触れ合った。ある診療所に行った時に、トレイラーハウスを運転してやってきている初老の夫婦がいることに気がついた。この前ここに来た時も彼らはいた。六〇代と思われるその夫婦は妻がアルツハイマー症をわずらっていた。

治験の終った後も、熱心に薬をうけとりにくるその夫とひととき話をした。聞けば彼は、誰もが知っている会社に勤めていたのだ、という。最初は、娘が、妻の介護をしていた。しかし、その娘の手が借りられなくなり、社を休んで自分が介護するようになった。休みが頻繁になると、会社のほうから辞めて介護に専念してはどうか、と露骨な退職勧奨をうけ、社を辞めざるをえなくなった。やがて蓄えが底をついた。そこで家を売って、このトレイラーハウスに移り住んだのだ、という。

四五年間つれそった妻。しかし、その彼女は、今は鏡を見て、「この人は誰なの？」と不思議そうに話しかけている。妻は、もう夫のことがわからなくなり、時に、興奮して叫びながら「出ていけ」とトレイラーハウスから自分を追い出してしまうこともある。

そこまで聞いてロジャーズは、思わず尋ねてしまった。

「どうしてそこまであなたはできるのですか？　そうまでされても、こうして奥さんを診療所につれてきて、私たちのプログラムを続ける、大変でしょう」

そうやさしく声をかけられるとその男性は絶句した。そしてロジャーズを見ながら涙を流し始めたのだ。

「この薬をのむと、私のことを分かる時がある。私の顔を触って、私の名前を呼んでくれる、そんな幸福な時がある……」

　嗚咽するその男性を見ながら、ロジャーズはこう思った。

　この薬を必ず承認させなければならない、それが私たちの務めだ。


　杉本八郎は「どさまわり」を続けていた。

　一年のうちの半分は地方への出張だ。地方の国立大学をまわり、学生を確保する。人事にきてから三年の月日が流れていた。教授の部屋を訪ね、学生の紹介をお願いする。対応する教授は、杉本が研究者だったとはまさか思わない。

　宿敵だった山津功は、杉本が人事に行った一九九〇年四月には探索研究第一部の部長に昇格、九四年四月には取締役に昇進し、研究開発部門を統括するようになる。

　そうした中にあっても、杉本は、Ｅ２０２０の行く末を信じていた。Ｅ２０２０の開発を題材にして論文を書き始めていたのだ。日本には論文博士という制度がある。博士課程に行かなくとも、その論文を大学が、博士号を与えるにたると認めれば博士号を授与するのだ。

　中央大理工学部を夜間でかよって学士をとった杉本は、今度は博士になろう、と考えてコツコツと地方をまわっている間も論文の作成を進めていた。そもそも博士論文の書き方もわからない状態から、Ｅ２０２０の合成をした飯村洋一や川上善之らかつての筑波の研究所の部下が手伝ってくれていた。

　しかし、飯村らから伝わってくる治験の状況はよくなかった。日本では後期臨床第二相まで進んでいるが、これまで一度も有意に薬が効くという結果は出ていなかった、という。

米国にすごい研究者がいて5ミリ投与で治験が始まったというが、どうなるか。それも駄目となれば、自分が今とりくんでいるこの論文も意味のないものになってしまうのか。

米国、フェーズ2、コードブレイク

米国での臨床第二相のコードブレイクの日が来た。この日、封印されていたキーをあけてコンピューターに入力し、四群間の成績の比較がわかるのである。

ちょうどその日シャロン・ロジャーズは、休暇に入っていた。グランドキャニオンの登山申請は一年以上前からしなくてはならず、その日と重なってしまったのだった。

ニュージャージーを出て、飛行機の国内線を乗り継ぐたびに、フリードホッフに電話をして、「結果はどうなったか？」と尋ねた。

「まだキーオープンしていない」

シャロン・ロジャーズは、この治験はＡＤＡＳ－ｃｏｇのメジャーで測ったものさえ、有意な結果が出れば成功だと考えていた。他のメジャーは目が粗すぎる。このＡＤＡＳ－ｃｏｇをどの医療サイトでも、統一の基準できちんと使って認知症の進行度合いを測るようにしていれば、かならず結果は出る、そう信じていた。そのために自分は毎週、全米の医療サイトを回って医者や調査員たちを訓練してきたのだ。

グランドキャニオン国立公園の玄関口であるフラッグスタッフ空港に飛行機はついてしまった。飛行機をおりるとすぐに、公衆電話からティーネックのエーザイ・アメリカにいるフリードホッフの席に電話をかけた。

フリードホッフはすでに結果を得ていた。

電話口でその結果を読み上げていく。

ＡＤＡＳ－ｃｏｇではきれいに差がついていた。５ミリ投与ではプラセボと比較して有意に進行が抑えられている、との結果だった。

「やった。とうとうやった！」

空港の公衆電話の受話器を握りしめながら、ロジャーズは叫んでいた。

結果はすぐに小石川にあるエーザイ本社の内藤のもとにも伝えられた。それまでＥ２０２０は治験のパイプラインの中にあるワンオブゼムにすぎなかった。エーザイの社内報である「週報」でもとりあげられたことはない。しかし、この時初めて、内藤はこのＥ２０２０が、エーザイの将来の国際化を担うことができる薬になるのではないかということを認識したのである。

しかし、問題はエーザイが治験を続ける資力があるか、ということだった。これまで日本の製薬会社は、米国での治験は「導出」といって、フェーズ2なりが成功するとフェーズ3はアメリカの製薬会社に肩代わりしてやってもらうことがほとんどだった。つまり、その時点で販売権をアメリカの会社に売り、一〇〇億円なりなにがしかのお金を手にする。フェーズ3はアメリカの製薬会社が行い、もし承認まで行けば、そのアメリカの会社が販売権を手にする。

エーザイも、Ｅ３８１０という胃潰瘍の薬（後のパリエット）については「導出」の道を選び、アメリカの製薬会社イーライリリーに臨床を肩代わりしてもらっていた。

フェーズ2と違って、フェーズ3は患者を選べない。規模も五〇程度の病院で、患者の数も比較にならないほど多くなる。少なく見積もっても、一〇億～三〇億円はかかる。

実は、E2020は、フェーズ2が成功した時点で、米国の製薬会社の「スクイブ」がこの「導出」の権利契約（オプション）をエーザイと結んでいた。「スクイブ」はエーザイからフェーズ2のデータを見せてもらい、販売権を買うかどうかを検討する。販売権を買えば、臨床第三相を実施するのは「スクイブ」である。そして治験が成功すれば、E2020は「スクイブ」のものになる。

エーザイの渉外部は、これまでの経験から、E2020についても「導出」が当然だと考えていた。だいたいエーザイが独自に米国での第三相を行なって承認を得たとしても、アメリカでの販売網がない。

しかし、ロジャーズはなんとしても自分たちの手で臨床第三相を行ないたかった。そこで策を講じた。

「スクイブ」にデータを見せるとき、整理していない「生データ」を見せたのである。この「生データ」だと、5ミリとプラセボの間に有意差がついていることがわかりにくい。

祈るような気持ちだった。とらないでくれ。

はたして、「スクイブ」は「オプションを行使せず」という結論をよこしてきた。

独自臨床を決断

社内の議論は沸騰した。「導出」については渉外部の管轄だった。渉外部を代表してこの問題にあたった小牧達夫は「スクイブ」が権利を放棄したあとも、「導出」を主張した。

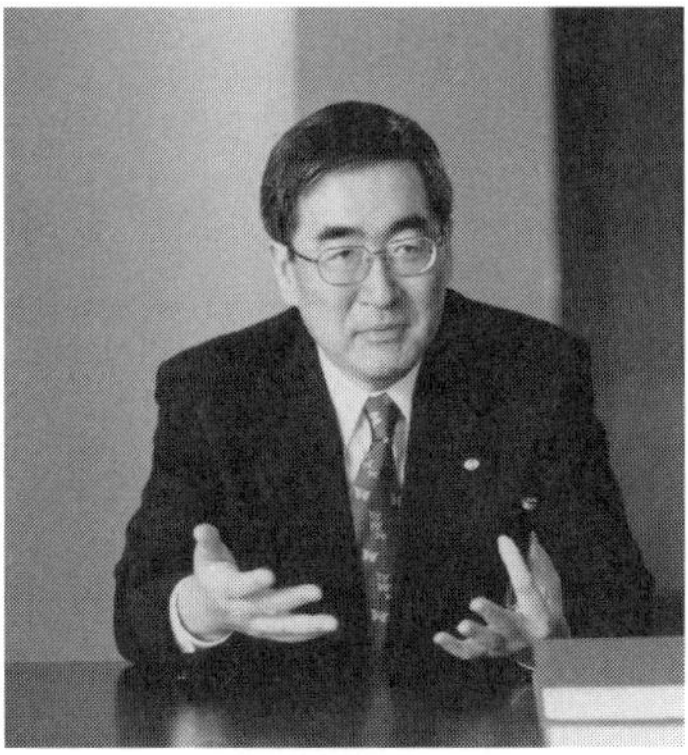

内藤晴夫

ものによっては「導出」で1000億円をとれる薬もある。ここはリスクをおかさず、メルクなりファイザーなり米国の他の会社に導出を依頼すべきだ、そう主張した。

ここでも強硬に反論をしたのは、シャロン・ロジャーズだった。

ロジャーズはE3810を例に出して反論をした。

「導出をすればうまくいくというわけではない。イーライリリーに導出したE3810がどうなったか皆さんもごぞんじのとおりだ。もたもたしたあげく、結局イーライリリーが消化器を重点領域から外すことになり、エーザイにまた戻ってきてしまった。その間の数年が無駄になってしまった。それをまた繰り返すのか。我々ならばうまくやれる」

フリードホッフとロジャーズは、「インターナショナル・テレコンフェレンス」でやりとりをすることの限界を感じていた。三〇億という賭けは社全体の問題だ。渉外部だけを説得して済む話ではない。ここにおいて二人は重大な決断をする、直接東京に出向いて内藤晴夫に直談判することにしたのだ。

ミーティングは内藤の社長室で行なわれた。フリードホッフは物静かにしかし確信をもって、独自で第三相を行なうことを主張した。

「エーザイは、アメリカの巨大製薬会社と競争できないと思っているのかもしれません。

しかし、私たちはそのアメリカの巨大製薬会社から来たのです。できます」

内藤晴夫は考えた。日本の製薬会社でも武田薬品工業は独自に米国での治験をすでに行なっていた。エーザイも「世界的レベルの新薬開発をめざす」と宣言して、ボストンの研究所をつくった。八九年一一月二〇日の社報では、こんな内藤の発言が掲載されていた。

「エーザイはメルクを超える。やがて世界のヘルスケアを担うビッグビジネスとなってＩＢＭやＧＭとプレゼンスを競う企業になっていく」

社長になった自分は、そう社員にはっぱをかけたではないか。

ここにエーザイ史上、もっとも重要な決断を内藤晴夫はくだす。

エーザイは、Ｅ２０２０をどこの会社にも「導出」に出さない。独自に米国の臨床第三相を行なうのだ。


内藤の決定は、アメリカに帰る前に筑波の研究所によっていたフリードホッフとロジャーズに伝えられた。

こうして最後の臨床試験である臨床第三相が日本に先駆けてまず米国で行なわれることになったのである。

その開始は、一九九三年一二月。

プラセボ、５ミリ、10ミリを一二週間、あるいは二四週間投与するというものだった。

主要参考文献・証言者

Sharon Rogers, 小牧達夫、内藤晴夫、杉本八郎、川上善之、長谷川二郎、山津功、松野聰一、飯村洋一、林秀樹

Getting Outside Advice for Close Calls, Dixie Farley, FDA Consumer Report, Januarly 1995
Tacrine in the Treatment of Alzheimer's Disease, William K. Summers, MD, January/February 2000, Hacienda Publishing

第7章　ハツカネズミはアルツハイマー病の夢を見るか？

ハーバード大学のデニス・セルコーが設立した神経疾患専門の医療ベンチャー、アセナ・ニューロサイエンス。ついにトランスジェニック・マウスの開発なるか？

アルツハイマー病の研究に巨額の予算がつく一九八〇年代に入ると、アカデミックなサークルにいる研究者たちは、自己が分裂するようなジレンマに襲われた。大学にいては、実際の製薬など営利目的の研究はできない。しかし、自分たちの研究は実用化されてこそ、人々を救うことができる。基礎研究とともに、応用研究もできないものだろうか。

こうして大学でアルツハイマー病の研究を続ける何人かは、自らがベンチャーの製薬企業を出資によっておこし、実用面での研究もカバーしようとした。

ハーバード大学のデニス・セルコーはその右代表ともいえる研究者だった。ケビン・キンセラという実業家が、サンフランシスコのベイエリアで、アルツハイマー病の治療薬の開発をめざす会社を立ち上げないか、とセルコーに八〇年代の半ばに話を持ってきた時に、一も二もなく飛びついた。ハーバード大学ではアルツハイマー病の基礎研究はできても、治療薬の開発はできない。

セルコーは、この新しい会社のために、科学者をリクルートする。まず最初にラリー・フリッツという科学者をリクルートした後、その友人のデール・シェンクという男にコンタクトした。心臓を中心とする循環器系を専門とする科学者だったが、ボストンからサンフランシスコ国際空港へ飛び、その空港内のカフェで面接をした。カフェに赴くと、ポケットチェスで一人チェスをしている男がいる。それがデール・シェンクだった。そのチェスの腕前と同様素晴らしく頭のいい男で、すでにいろいろなことがわかっている心臓よりも、ほとんど未解明である脳、特にアルツハイマー病の研究に強い興味を持っていた。その場で採用を決めた。

ケビン・キンセラとハーバード大学のデニス・セルコーが西海岸に起こしたベンチャー製薬会社はアセナ・ニューロサイエンスと名付けられる。一九八七年にスタートアップした同社は、九〇年代、アルツハイマー病研究を前に進める大きな二つの仕事をすることになる。ひとつが、これまでどうしてもできなかったアルツハイマー病のトランスジェニック・マウスを世界で初めて開発したこと。そしてもうひとつは、その後のアルツハイマー病の治療薬の開発を根本から変えることになるワクチン療法の発見だった。

セルコーが見こんだデール・シェンクは、どこに出張する時もかならずポケットチェスを携えていて、チェスをしている。そのチェスは、定石から外れるような手で切り込んできて相手を唸らせたが、科学に対するアプローチも同じだった。その天才性がワクチン療法という誰もが思いもよらなかったアプローチを見つけることになるのだが、この章では、まずそのワクチン療法を可能にしたトランスジェニック・マウスの話をしよう。

潰れかかった会社からの情報

トランスジェニック・マウス開発の端緒をつくったのは、デール・シェンクが採用を決めたドラ・ゲームスという女性の科学者だった。

ゲームスはカリフォルニア大学のUCバークレー校で、解剖学の博士課程にいた時に、スカウトされる。研究室の電話がなり、たまたまその電話をとると、アセナ・ニューロサイエンスからで、「脳解剖学ができる人間を探している」と言われた。アセナに最初に集まった科学者、ラリー・フリッツ、デール・シェンク、アイヴァン・リーバーバーグの三人の面接をうけて採用された。

ドラ・ゲームスは、UCバークレーに残ってアカデミズムの道を進むよりも、この始まったばかりのベンチャー製薬会社にぞくぞくするような魅力を感じた。インタビューした三人の科学者は、脳科学にフォーカスしており、切れ味が鋭い。それでいて、こちらの話をよく聞いてくれた。ドラは、基礎研究をつみあげていく大切さをよくわかってきたが、様々な専門分野の人間と関わりながら実際の創薬をしていく産業科学者（Industrial Scientist）に惹かれたのだった。

入社は一九八八年。まだアセナ・ニューロサイエンスにいる科学者が十数人のころの話だ。西海岸のスタートアップ企業らしく、アセナ・ニューロサイエンスの特徴は、アイデアを持っていたらば、すぐに話をして、他の専門家と議論をするというものだった。ポストイットを使って、アイデアの数々をホワイトボードに貼り付けていく。そうした中で、アセナ・ニューロサイエンスは、アルツハイマー病の検査スケールなどいくつかの商品を生み出し売り上げをあげていっていた。

その情報が入ってきたのは、一九九四年の春ごろだとドラは記憶している。

イグザンプラーという東海岸にある医療系ベンチャーが倒産し、そこで開発していたマウスがある、という話だった。イグザンプラーもまた、アルツハイマー病遺伝子が発見されたことをうけて、トランスジェニック・マウスを作成しようとしていたが、ついに作ることができず、資金が続かなくなり、倒産となったのだという。

アルツハイマー病以外にも様々な病気のトランスジェニック・マウスをその会社は作ろうとしていたが、会社を清算するにあたって、その中で価値のあるものがあれば、買わないかと、国中の製薬会社に連絡をしていた。

ゲームスはイグザンプラーが送ってきたデータパッケージの中に興味のあるマウスのデータをひとつみつけた。イグザンプラーの科学者たちは、ジョン・ハーディーが一九九一年に見つけたAPP717の突然変異をもった人の遺伝子をマウスの受精卵にマイクロインジェクションし、トランスジェニック・マウスをつくろうとしていた。しかし、データの注意書きには、「解剖して脳を見たが、アルツハイマー病の症状である老人斑や神経細胞の変化は見て取ることができなかった」とあった。

データ・パッケージにはそのマウスの「ウエスタン・ブロット」が入っていた。「ウエスタン・ブロット」とは、脳のサンプルのタンパク質を抗体で染め出したものだ。

この時、アセナ・ニューロサイエンスは、人間のAPP（アミロイド前駆体）から切り出されるアミロイドβを識別する抗体B5を開発し持っていた。アミロイドβの中の分子量が多いアミロイドβ42は固まりやすくそれが集まって老人斑となる。

そのデータパッケージには、アセナ・ニューロサイエンスが特許を持っているはずのその抗体B5を使って「ウエスタン・ブロット」を調べたデータが入っていた。

そのデータを読んだ時、ゲームスははっとした。このバンドの染まり方は、この「ウエスタン・ブロット」にアセナの抗体が反応した、つまりこのマウスの脳に、人間のAPPから切り出されたアミロイドβがあるということを意味するのではないか。

ゲームスは最初まさかと思ったという。しかし、はっきりとアセナの持つ抗体にその「ウエスタン・ブロット」は反応していた。ここから先は、実際の生きているマウスを入手し、その脳を解剖して、実際に見てみないことにはわからない。

上司であるアイヴァン・リーバーバーグにすぐに相談した。リーバーバーグは最初「なんてこったい。なんでこの会社は、うちの門外不出のはずの抗体を持っているんだ」と言ったあと、データを吟味した（後にアセナの研究者の一人が、この抗体をイグザンプラー社に渡していたことがわかる）。

アセナ・ニューロサイエンスが開発した抗体であるため、リーバーバーグもゲームスも、データの読み方になれていた。

というのも、アセナ・ニューロサイエンスもまた、このジョン・ハーディーの発見したアルツハイマー病遺伝子を使ったトランスジェニック・マウスの開発を三年近く試みてきて、失敗につぐ失敗に終っていたのである。アミロイドβを認識する抗体B5はこのために何度も使ってきた。

リーバーバーグは傘下の科学者に招集をかけた。

「われわれは、この三年間、ジョン・ハーディーが発見したアルツハイマー病遺伝子を使ったトランスジェニック・マウスを開発しようとして、ことごとく失敗してきた。ところがこの潰れかかった会社から送られてきたウエスタン・ブロットは、それが成功しているかのような結果が出ている。もう少しこれを追ってみたいと思う」

　ゲームスは、イグザンプラーに直接電話をして話をしてみた。イグザンプラーの科学者は、「しかし、残念ながら症状が脳に現れていないんだよ」と言った。

「私たちで見させていただけませんか？　冷凍保存している脳があるとおっしゃいましたよね。その中で一番年齢のいったマウスの脳を送ってくれませんか？」

　冷凍保存された脳が送られてきた。状態はあまりよくなかった。しかし銀染色してタンパク質をはっきりと見ることができるようにすると、小さな老人斑のような固まりがいくつか見えるではないか！

　ゲームスはラボの中で仲間にこう言った。

「さて、たいへんなことになりそうですね。精査しなくてはなりません」

　ここから先は、イグザンプラー社自体を買うしかなかった。マウスのブリード（群）が生きているうちに買わなくては、マウスを全部殺されてしまっては、二度と同じものは得られないかもしれない。

　一九九一年末に起こったネイチャーでの捏造事件以来、科学コミュニティーで、アルツハイマー病のトランスジェニック・マウスはそもそも作るのが不可能なのではないか、と考える科学者も多くなっていた。その理由はいくらアルツハイマー病遺伝子が発見されたからといっても、人間では、アミロイドβが堆積し、老人斑になり、やがて神経原線維変化（ＰＨＦ）ができて、神経細胞が死んでいく、この変化に二〇年がかかるのだ。二〇年かかる変化を数年の寿命のマウスで再現すること自体が無理なのではないか。

　そうした不安があったが、新興企業のアセナ・ニューロサイエンスはリスクをとることで大手を凌駕できると信じていた。

こうしてアセナ・ニューロサイエンスは、わずかな証拠をもとに、イグザンプラー社自体を買うという賭けにでる。目的は、ハーディーのみつけたアルツハイマー病遺伝子を持つマウスの確保だ。

「聖杯」を独占する

イグザンプラー社は東海岸のニュージャージーにある会社だ。そこで処分されかかっていたマウスを救い出した。そのマウスは、アセナ・ニューロサイエンスが契約する実験動物の飼育場で大切に扱われ、個体数を増やしていく試みがなされる。

ドラ・ゲームスは、もっとはっきりと、脳細胞を見るために共焦点レーザー顕微鏡が必要だと考えた。レーザーを使ったこの顕微鏡では、高い解像度で細胞を見ることができる。しかし、当時のアセナ・ニューロサイエンスには、共焦点レーザー顕微鏡はなかった。そこで、カリフォルニア大学の神経学部にいるエレイザ・マスリアに連絡をとり、彼の研究室が持っている共焦点レーザー顕微鏡を使わせてもらうよううたのんだ。

神経学部はサンディエゴにある。アセナ・ニューロサイエンスのあるサンフランシスコから飛行機で、ゲームスは、マスリアの研究室にむかった。膝の上にはしっかりと、マウスの脳の切片が入っているボックスを抱えて。

ゲームスとマスリアがそのレーザー顕微鏡をのぞくと、はっきりと老人斑がみてとれた。二人はかわるがわる顕微鏡をのぞく。そこには、ついにアルツハイマー病のトランスジェニック・マウスが誕生したことを伝える画像があった。

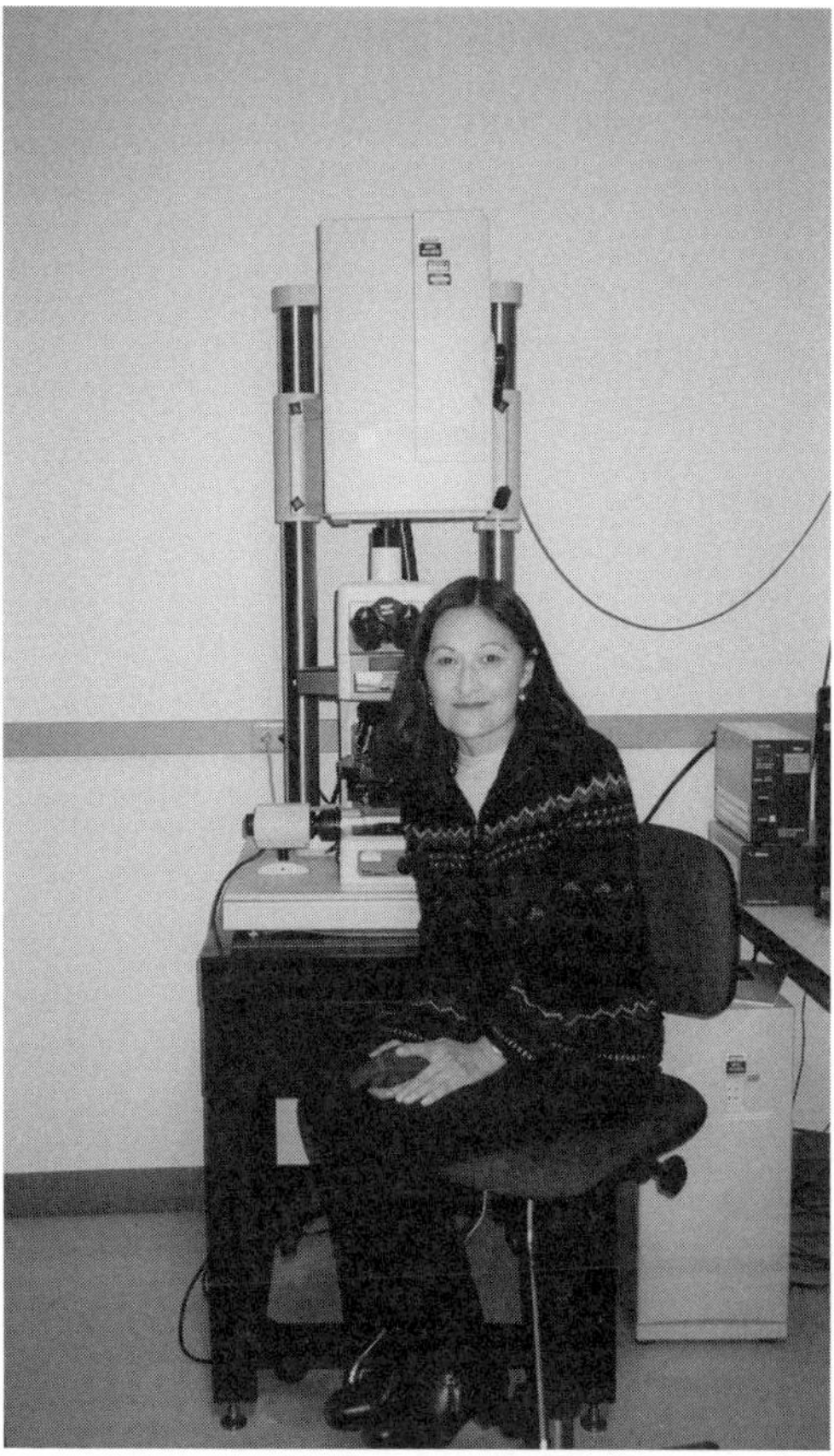

ドラ・ゲームス。共焦点レーザー顕微鏡の前で。2002年

ふたりはとびあがって喜んだ。

その日は、地上約六〇〇キロメートル上空の軌道上に打ち上げられたハッブル宇宙望遠鏡から初めて画像が届いた日だった。ニュースはその話題でもちきりだったが、ゲームスは、その宇宙の画像よりも、もっと美しい画像を、顕微鏡の中に見つけた、とマスリアと語り合った。

レーザー顕微鏡での画像は、イグザンプラー社の科学者や、アセナ・ニューロサイエンスの科学者、そしてカリフォルニア大学神経学部のエレイザ・マスリアなどが連名で書いたこのトランスジェニック・マウス開発の論文に使われた。

その論文「アミロイドベータ前駆体V717Fを過剰生産するトランスジェニック・マウスのアルツハイマー病タイプの病理」はネイチャーの一九九五年二月九日号に掲載された。

ついにアルツハイマー病のトランスジェニック・マウスが開発された。この大発見を、一般のマスコミも大きく報じた。

ネイチャーには、ゲームスらの論文とともに、ジョン・ハーディーらの「完成したマウスモデル」という記事が同載された。繰り返しになるが、ハーディーは、ごく少数の家族性アルツハイマー病の家系の中に、遺伝子の突然変異を発見したロンドンのインペリアル大学の科学者だ。最初のアルツハイマー病遺伝子で、それはＡＰＰ（アミロイド前駆体）をつかさどる遺伝子の中にある突然変異で一九九一年に発見されたことはすでに述べた。

「アルツハイマー病の研究は、動物モデルがないために多くの困難がある、とこれまで多くの科学論文が指摘してきた。そうしたモデルをつくることはたやすいことではなかった。しかし、ドラ・ゲームスとその同僚たちは、ついにアルツハイマー病がどのように進行するかを研究する人々の要求に応えるトランスジェニック・マウスをつくった」

記事はこう始まり、研究上の意義をたたえたうえで次のように結ばれていた。
「長期的に見てもっとも重要なことは、このトランスジェニック・マウスが、アルツハイマー病の治療のテストのために使うことができるかということだ。答は、（中略）これらのマウスが科学界に提供されるかいなかにかかっている。このマウスのコロニーを分配し、増やすことは何にも勝る優先事項だ」

一匹二〇〇万ドルのマウス

が、ハーディーが望んだようにはこのマウスは、科学界に提供されることはなかった。アセナ・ニューロサイエンスは、ついに手にいれた「聖杯」を、自らの手だけにおいておくことによって、競合他社への優位性を得ることを望んだのだった。

九六年にはそうしたアセナ・ニューロサイエンスに対して批判が集中した。

アセナ・ニューロサイエンスは、渋々と、マウスを大学の研究者に限ってだすようにはなったが、マウスのメスを供給することはなかった。慎重に申し出を吟味したうえで、生殖腺をとりさったオスのマウスのみを送った。

後に、ミネソタ大学のカレン・シャオがひきいるチームがやはり同様のＡＰＰ遺伝子の突然変異を組み込んだマウスを開発した。シャオとミネソタ大学はメイヨー・クリニックにその権利を売った。メイヨー・クリニックは、学術的研究であれば、そのマウスを、実費で世界中どこでも提供した。製薬会社などの利益目的の利用についても、一定の値段で提供した。その値段は、一匹、二〇〇万ドル（約二億円）とも言われた。が、アルツハイマー病の治療薬が開発できれば、そこでの年間の売り上げは、一兆五〇〇〇億円とも換算されるから、製薬会社にすれば安いものだった。

一九九六年三月にアセナ・ニューロサイエンスを六億ドルで買収したアイルランドの製薬会社エランは、そのメイヨー・クリニックを、特許権を侵害しているとして九九年に提訴することになる。

カリフォルニアの地裁で行なわれたその裁判で、科学者たちは、実験ノートを提出させられるかもしれない、と大騒ぎになった。カレン・シャオがつくったマウスは、基本的には、アセナがつくったマウスと同じである。メイヨー・クリニックは、アセナが開発をする前にジョン・ハーディーの同僚のミュランが、マウスの作り方については発表をしており、そこからこのマウスの作成は到底予想できる。したがってエランの主張は失当だ、と主張。地裁ではその主張が認められる。

ところが、二〇〇二年に連邦控訴裁でくだった判決では、ミュランはごく一般的なつくりかたについて示唆しただけで、アセナが開発するまでマウスは存在しなかった、だから特許権を侵害している、と地裁の判決をひっくりかえし、判決を差し戻した。

まさにその裁判の最中に、私はドラ・ゲームスに会っているが、この件について聞くとゲームスは顔を曇らして「私はわからないの。法務の担当に聞いて」と言葉すくなに語った。「エランは、製薬会社で、ライバルの製薬会社に利するようなことをするわけにはいかないのよ」

科学界では、まるで、ドラ・ゲームスが、トランスジェニック・マウスを独り占めにしているかのように中傷をされていたので、ゲームス本人は、この裁判にほとほとまいっているようだった。

確かに、「聖杯」をアセナそしてエランが独占したことは、ある大きな成果をアセナそしてエランにもたらすことになる。

二〇〇〇年代以降のアルツハイマー病治療薬開発の大きな柱となる「ワクチン療法」をこのマウスを使って発見するのだ。

アルツハイマー病患者に、アミロイドβを筋肉注射し、抗体をつくりだすことによって脳内のアミロイドβを分解・消失させる。

こんな一見突飛なアイデアを思いついたのは、チェスの名人でアセナ・ニューロサイエンスのリードサイエンティストだったデール・シェンクだった。

主要参考文献・証言者

Dora Games, Peter Seubert, Dale Schenk, Dennis Selkoe

Alzheimer-type neuropathology in transgenic mice Overexpressing V717F β-amyloid precursor protein, Dora Games, David Adams, Ree Alessandrini, Robin Barbour, Patricia Borthelette, Catherine Blackwell, Tony Carr, James Clemens, Thomas Donaldson, Frances Gillespie, Terry Guido, Stephanie Hagopian, Kelly Johnson-Wood, Karen Khan, Mike Lee, Paul Leibowitz, Ivan Lieberburg, Sheila Little, Eliezer Masliah , Lisa McConlogue, Martin Montoya-Zavala, Lennart

Mucke, Lisa Paganini, Elizabeth Penniman, Mike Power, Dale Schenk, Peter Seuber, Ben Snyder, Ferdie Soriano, Hua Tan, James Vitale, Sam Wadsworth, Ben Wolozin & Jun Zhao, Nature, 1995 Feb 9

Mouse model made, Karen Duff, John Hardy, Nature, 1995 Feb 9

The PDAPP Transgenic Mouse as an Animal Model for AB-Induced Amyloidosis and Neuropathology, Dale Schenk, Eliezer Masliah, Michael Lee, Kelly Johnson-Wood, Peter Seubert, and Dora Games, Alzheimer's Disease Review 2, 20-27, 1997

Mighty mouse: Mighty mice five man-made breeds, 04/18/2000 The Guardian

United States Court of Appeals for the Federal Circuit 00-1467, ELAN PHARMACEUTICALS, INC. AND ATHENA NEUROSCIENCES, INC.,Plaintiffs-Appellants, V.MAYO FOUNDATION FOR MEDICAL EDUCATION AND RESEARCH, Defendant-Appellee. DECIDED: August 30 2002

The mouse that trolled: the long and tortuous history of a gene mutation patent that became an expensive impediment to Alzheimer's research, Tania Bubela, Saurabh Vishnubhakat, Robert Cook-Deegan, Journal of Law and the Biosciences, Volume 2, Issue 2, 13 July 2015, Pages 213-262, https://doi.org/10.1093/jlb/lsvo11 Published: 23 April 2015

第8章　アリセプト誕生

治療薬のなかったアルツハイマー病に初めて薬が生まれる。エーザイの内藤晴夫は、米国の臨床第三相を独自でやる賭けに出た。そのキーオープンの結果は。

エーザイ・アメリカが行なうことになった臨床第三相は、第二相とは比較にならないほどの規模となった。アメリカだけでなく欧州の病院でも同時に行なう。全部で六〇にもなる医療サイトで、プラセボ、5ミリグラム、10ミリグラムの三群間二重盲検比較試験を行なう。一二週間投与の患者の数は四六八人、二四週間投与の患者の数は四七三人。

臨床第二相で5ミリグラムで問題がなかったことから、フリードホッフとロジャーズは、10ミリグラムまで投与量をあげていた。

ロジャーズは、臨床第三相も、治験を行なうプロトコルを徹底的につくりこんだ。どの病院でも臨床心理士や医者がそのプロトコルどおりに治験を行い、認知症という進行の速度の測りにくい病気の進行をきちんと把握すること、成否の分かれ目はそれにつきると考えていた。

米国はよかった。ロジャーズが苦労をしたのは英国での治験だった。

「英国は、医者は学士でなることができる。だからちゃんと訓練ができていない。それに健康保険の仕組みが非常に貧困だ。私は、遠心分離機やファイリングキャビネット、ファックス、そうした機器をそろえなくてはならなかった」

こうロジャーズは憤懣やる方ないといった感じで私に主張したが、日本で治験を担当していた尾澤英男によれば、ロジャーズの性格が強烈すぎて、欧州の医者が辟易してしまったのだという。欧州、日本、米国の三極を結んだテレコンフェレンスで、監督する欧州の手順が少しでも違うと、非常に厳しく指摘していた、という。

エーザイ・アメリカの松野聰一は、ロジャーズが、欧州へ出張するおりに、コンコルドを使っていることを知り仰天する。コンコルドは二〇〇三年まで飛んでいた超音速旅客機で、マッハ2という通常の旅客機の倍の速度で飛んでいた。速いが、しかし、料金は通常の旅客機のファーストクラスより高かった。

ロジャーズを呼び「何をやっているか」と叱ったが、ロジャーズは「普通の飛行機の座席がとれなかったから」と涼しい顔だった。松野聰一は、「次やったら自己負担だ」と申し渡したと言う。

しかし、そのコンコルドを常用するほど、ロジャーズは自己に絶対の自信があったとも言える。

日本、第二相の最後の試験でも失敗

日本では、米国で第三相が始まった二カ月後の一九九四年二月から後期第二相の最後の治験をやることになった。今度は、アメリカで成功した5ミリグラムをいれる。プラセボ、3ミリグラム、5ミリグラムの三群間二重盲検比較試験。

日本での治験の責任者は尾澤英男。森信行が下についていた。

一九九五年一月まで八〇人を対象に行なった治験のキーオープンは、九五年三月三一日の金曜日だった。

尾澤は、その日が仏滅であることに嫌な予感がした。治験を監督している立場の医師、聖マリアンナ大学教授の長谷川和夫に「仏滅だからいやですね」と言うと、長谷川は、「僕はクリスチャンだから関係ないよ」といなした。長谷川は、認知症の進行度合いを測るスケール、長谷川式簡易スケールを開発したアルツハイマー病の臨床の草分けの医者だった。

キーオープンの場所はパレスホテル。尾澤英男や森信行の他にエーザイ側では、臨床の担当役員である山津功が出席。杉本八郎のライバルだった山津功は、取締役にまで出世したことはすでに述べた。外部では長谷川和夫の他、京大医学部の神経内科を設立した亀山正邦などが出席した。

コントローラー委員会の事務員が出てきたデータを配った。尾澤はざっと見て、５ミリグラムでも有意差がついていないことに打ちのめされる。パレスホテルの部屋の中に重苦しい空気がたちこめた。

しかし、よくよく資料を読み込んでいくと、有意差はついていないが、重症度にばらつきがあるように思えた。これはプラセボ効果が出てしまったのではないか。

取締役の山津功は結果に対して冷淡だった。手伝ってもらった外部の教授をエーザイ側はキーオープンのあと食事会でもてなす。しかし、山津は「俺は社長に報告があるから」と言って帰ってしまった。

尾澤は、食事会で「申し訳ありません。山津は社長に報告にいかなくてはいけないので外させていただきました」と謝ったが、京都大学の亀山は何かを感じたようだった。実際、山津は、その日は社長には報告に行かず、尾澤によれば「茗荷谷の駅前で酒を飲んで帰ってしまってい た」(山津は否定)。治験の結果がでなかったので、そのような食事会に出ても気まずいだけだったのだろう。E2020が、杉本八郎の薬だったこともあったかもしれない。しかし、この時の山津の行為は、すぐに亀山のほうからエーザイに抗議があったことで社内に知れ渡ってしまった。「おまえのところのヘッドはおかしい、キーオープンの食事会に出ずに帰ってしまった」

尾澤はあきらめていなかった。食事会でも、「きっとこれはプラセボ効果が出て、結果が見えなかっただけですよ」と力説し、通夜のようになろうとした食事会をもりあげた。

そして土曜日の朝から尾澤のチームは小石川の本社の道路の向うにある臨床解析センターに全員出社し、出てきたデータの解析をした。するとADAS-cogで認知症を測った時、正常に近い患者がグループの中にかなり入っていることがわかった。そうした患者は新しい薬の治験をしているという認識があり、それだけで、自分がよくなったと思う、そのプラセボ効果が出ているのではないか、と推測された。臨床第二相は、八〇例とサンプルが少ないために、そうしたプラセボ効果が大きく響く。

週末の土日をかけてそのことをつかむと、月曜日に尾澤は内藤にこう報告した。

「有意差はつきませんでしたが、これはプラセボ効果によるものだと思います。それが響いてしまったのはこういう理由です」

尾澤は、叱られるかと思いながら、土日の解析とともに金曜日のキーオープンの結果を伝えたが内藤はこう言ったのだった。

「おお、よかったな。よし、アメリカの結果を待とう。日本はこの試験をもう一度やりおなすか、すぐフェーズ3に入るか、お前が考えてくれ。まかせる」

「日本の治験のやりかたももう一度点検してくれ。医者を信用するな」

尾澤たちは、それからアメリカの第三相の結果が出るのを待ちながら、様々な解析をした。毎週、月曜日の朝にミーティングをした。何が問題なのか。

すると、米国に比べて治験のやりかたのコントロールがうまくできていないという問題が浮かび上がってきた。七〇点満点で点数の差がつきやすいADASは、しかし、全て聞き終わるのに四〇分は要するという難点があった。そもそもこれを医者が診察をやりながらやるのは無理だ。米国ではこれを臨床心理士がやっていた。日本でも同様の職業がある。そこでこの臨床心理士を派遣することが望ましい。また、プロトコルを守っていない医者がいることもわかった。そうした施設や医者は全部いれかえよう。テストをしてパスした医者だけを治験に協力してもらうようにすればよい。また言うことを聞かない医者には他の試験をさせてもいい。熱心な医者で、臨床心理士がいる、あるいは臨床心理士をうけいれてくれるというところだけにすることを決めた。

次は米国のシャロン・ロジャーズがやっていたような徹底的な管理による治験にするのだ。そして、一九九五年九月下旬、米国の臨床第三相のキーオープンの日がやってきた。

米国、第三相キーオープン

キーオープンはカリフォルニアのマウンテンビューで行われた。データは統計会社クエントスにあずけられその施設がマウンテンビューにあったためだ。ラリー・フリードホッフ、シャロン・ロジャーズ、エーザイ・アメリカの松野聰一、エド・ウォルターズといった面々がその統計会社に集まった。

マウンテンビューの時間は午後一時。東京の時間は、翌日の午前五時だ。内藤晴夫は、日の出前に出社し、マウンテンビューからの電話を待っていた。

この日までに入力するデータについては、疑問点が一切ないようチェックされていた。何か問題があれば、それはすべて書き起こされ、関係者全員が読んでサインをした。それらをクエントスの社員に渡す。クエントスの社員は、キーをもっている。そのキーを入力すると、データが解析されていくのである。

まず一二週間調査の開票。

「一二週間調査、開票します」

エーザイ社員の立ち入れない別室でキーがいれられる。

クエントス社員がプリントアウトされたデータをもってくる。

きれいに有意差がついていた！　成功だ。

わっと歓声がわく。松野聰一は、すぐに国際電話で東京の社長室でまんじりともせずに待っている内藤に電話をした。

「社長、まず一二週調査です。きれいに有意差がつきました」

ひとわたり、データの結果について説明をしたあと、「このあと二四週調査の開票があるのでそれが終わったらばまた電話をします」

そう弾む声で電話を切った。

ところが、その二四週調査の結果をなかなかクエントスの社員はもってこなかった。何があったのだろう？　別室で待つ一同の間に不安が芽ばえ始めたころあいに、クエントスの社員が暗い顔つきで入ってきた。

いや暗いのではない、何かを恐れているという顔だ。

だまって差し出したデータをまずフリードホッフが食い入るように読む。

フリードホッフの顔面がみるみる強張り蒼白になっていくのが、ロジャーズにもわかった。唇が震えている。

はっとしてロジャーズはフリードホッフからデータを奪った。

ない。

何の有意差もついていない。

それは「無」といっていい結果だった。何のトレンドもなく、アトランダムに数字が並んでいるだけ。プラセボも5ミリグラムも10ミリグラムも何の有意差もない……。

「こんなことはありえない。こんなばかな」

シャロン・ロジャーズはもう一度データを見た。しかし、何度みても結果は同じだ。同じデータを読んでいる松野聰一は何も言わないが、その顔には、脂汗がだらだらとながれていた。

東京の社長室で待っている内藤晴夫は、すぐにかかってくるはずの電話がなかなかかかってこないので、何か悪いことが起こったのだとわかった。まだ暗い部屋の中でひっそりと静まる電話を見つめながら、心臓がせりあがってくるような気分がしていた。

ここで失敗すれば、念願のエーザイの海外進出の道が絶たれるだけではなく、社としてたいへんな損失をこうむることになる。独自で臨床第三相をやろうとすること自体が無謀なことだったのか……。

どんでんがえし

通夜のようなその別室の静寂を破ったのは、駆け込んできたクエントスの統計係だった。

「申し訳ありません！　間違ったコードを入れてしまったことがわかりました」

彼女の説明によれば、テスト用キーをいれてしまい、本来のキーをいれていなかったのだという。そのキーを今いれたところだ、と。

「解析結果が出るまで三〇分ほどかかります」

一同の表情に希望が戻った。

祈るようにして待つその時間は長かった。

時計の秒針の音が聞こえる。誰も何の言葉も発しない。一〇分が経過し、二〇分が経過する。

そして三〇分を過ぎたころだろうか。

別室のドアが開き、新しいデータを持ったクエントスの社員が入ってきた。

フリードホッフやロジャーズが、おそるおそる印字されたデータを読み始める。

二人の表情がみるみる明るくなるのが周囲にもわかった。

笑みがこぼれている。

その結果は、一二週調査の結果よりさらによかったのだ。

5ミリグラム、10ミリグラムともに、プラセボよりはっきりと有意差がついていた。つまりこの薬を飲むと、認知症の症状が改善する、あるいはくいとめられるという結果が出ていた。

部屋の中で、フリードホッフは、脱力したかのように座り込み、ロジャーズは周りの人間に抱きついて喜んだ。大きな歓声が、クエントス社員からもあがった。

ついに、アルツハイマー病に効く初めての薬ができたのだ！

ひとしきり喜んだあとで、松野は、東京で一人待っている内藤のことを思い出した。あわてて、電話をすると呼び出し音がするかしないかのうちに内藤が出た。

「社長、やりました。二四週は一二週よりもさらにいい結果です！」

グローバルに薬を売る

ＦＤＡ（アメリカ食品医薬品局）は九三年九月には、ワーナー・ランバートのタクリンをアルツハイマー治療薬として承認をしていた。商品名は「コグネックス」。すでに述べたように、肝臓への毒性が強く、半減期が短いために一日に何回も服用しなければならないという欠点をもっていたが、アルツハイマー病の治療薬がまったくない、という現状から、少しでも患者を救済できるのであるなら、という観点から承認されていた。

Ｅ２０２０は、このタクリンの持つ欠点をすべてなくした完璧な薬だった。米国で臨床第二相の結果からして、この薬はいずれ市場にでるということを意味していた。

エーザイ・アメリカの松野は、タクリンの承認がおりた時に内藤晴夫とこんな会話をしている。

「内藤さん、これどうするんですか」

「この薬でエーザイの国際化を一気にはかりたい」

「エーザイがアメリカでも売るんですか？　一品だけで」

「そのあとどんどん新薬が出てくることを期待してのアメリカ進出だ。これを売らないでどうする。松野さん、販社をつくってくれ」

松野は取締役に昇進した。二〇名のタスクフォースチームを立ち上げ、どのような販売形式がいいのかを探った。単独でやるのは無理ということで、アメリカの製薬会社との戦略的提携を探るという案を本社に提案し了承された。

アルツハイマー治療薬の新薬ということで、エーザイの前には世界の製薬会社が門前市をなす状況になっていた。九社が手をあげた。中でも熱心だったのは、ワーナー・ランバートだった。「やらせてくれれば、コグネックスを全部いれかえてもいい」とまで言った。

そうした中で、ワーナー・ランバートを出し抜く形で入っていたのがファイザーだった。それまで、エーザイとの関係はほとんどない。が、ファイザーの副社長で国際担当だったボブ・ニーネスが松野聰一と個人的な交遊関係にあったことで、そこから深く入ってきた。

そして創薬の研究所の所長のジョン・ニブラック、マーケティングのトップにいたカレン・ケーテンらをつれてボブ・ニーネスは日本にいる内藤のところまで、やってきたのである。

ボブ・ニーネスは内藤にこう迫った。

「内藤さん、うちはおたくの言う条件なら何でも聞きましょう」

「ぜひ、うちにやらせてくれ。エーザイのやりたいスタイルを言ってくれ。協力するから。エーザイがグローバル化するうえで、ファイザーが役に立つんだ」

内藤が松野とうちうちに話していたのは「三種の神器」だった。

まず商標はエーザイでとる。ついで、これから行なうNDA（新薬申請）のホルダーもエーザイの名前で出す。そして、販社からあげた売り上げは全てエーザイに計上する。利益のみ折半する。

　松野はそうした条件を提案するのは「アメリカとイギリスぐらいでいいのではないか」と内藤に言った。しかし内藤は「ドイツとフランスもほしい」と松野にうながした。はたして交渉の場で、あっさりとファイザーはエーザイの案を飲んだのである。

「わかりました。この四カ国についてはエーザイの販社たちあげに協力しましょう」

　これはエーザイにとってはとてつもない好条件だった。エーザイ・アメリカの当時の営業の人間は全部で七二名しかいなかった。これに対しファイザーは、一五〇〇名の営業を投下するというのである。しかもその売り上げは全てエーザイにつくという条件で。

　販売をエーザイがしている形になっていることは、副作用報告を得る意味でも重要だった。薬に関する情報が全てエーザイに入ってくることになる。

　こうして一九九四年一〇月五日には、エーザイは、ファイザー社とE２０２０について共同販促、自社売り上げ計上の契約（米、英、独、仏）を調印していた。

　臨床第三相の結果が九五年九月二八日に発表されると、エーザイとファイザーの株価は急騰した。エーザイの株価は一〇月三日には、一九七〇円を付け発表以来一五〇円上昇し、ファイザーの株も七〇〇円上昇した。

ＮＤＡ

　シャロン・ロジャーズにとってE２０２０の仕事はＮＤＡをもって終ったのだと考えている。

ＮＤＡ（New Drug Application）、つまり新薬申請とは、ＦＤＡ（アメリカ食品医薬品局）にこれまでの治験の結果を全て提出し、市場に出す薬としての承認をうけることである。

臨床第一相から第三相までの全ての資料を整理して箱詰めし、ワシントンにあるFDAに提出する。一九九六年の三月二九日がその日だった。前日より、その作業が始まった。

オフィス一杯に段ボールが広げられ、ひとつひとつ確認しながら書類を詰めていく。その段ボールのナンバーをロジャーズが読み上げ、それを事務員がタイプしメインインデックスを整理する。床に手足をついての作業となった。全ての箱に資料をいれてメインインデックスが完成するころには白々と夜があけていた。その数一九〇箱。

段ボールを詰めながら、ロジャーズは長かった治験のプロセスを思い浮かべ感傷的になっていた。

トラックがやってきて、その箱を詰め込んでいく。情熱をかけてとりくんできた仕事の全てが今自分の手を離れていってしまう。もう、プロトコルを守れと医者に言う必要もない、臨床心理士の訓練をする必要もない。

朝まで作業につきあったのは、フリードホッフ、長谷川二郎、ニック・ファリーナ、三原光雄。

最後の一箱をトラックに積み終わった時、誰からともなく写真をとろうということになった。そうだ、写真をとろう。ロジャーズは思った。治験の間は必死で、写真をとろうという気にもなれなかった。しかし、今、全てが終わり、それが旅立っていくのだ。一緒に戦った戦友たちと記念の一枚をとろう。

小柄なロジャーズは、積み上がったボックスの上に座った。ロジャーズを囲み、左側に長谷川二郎と三原光雄、右側にニック・ファリーナとローレンス・フリードホッフ。

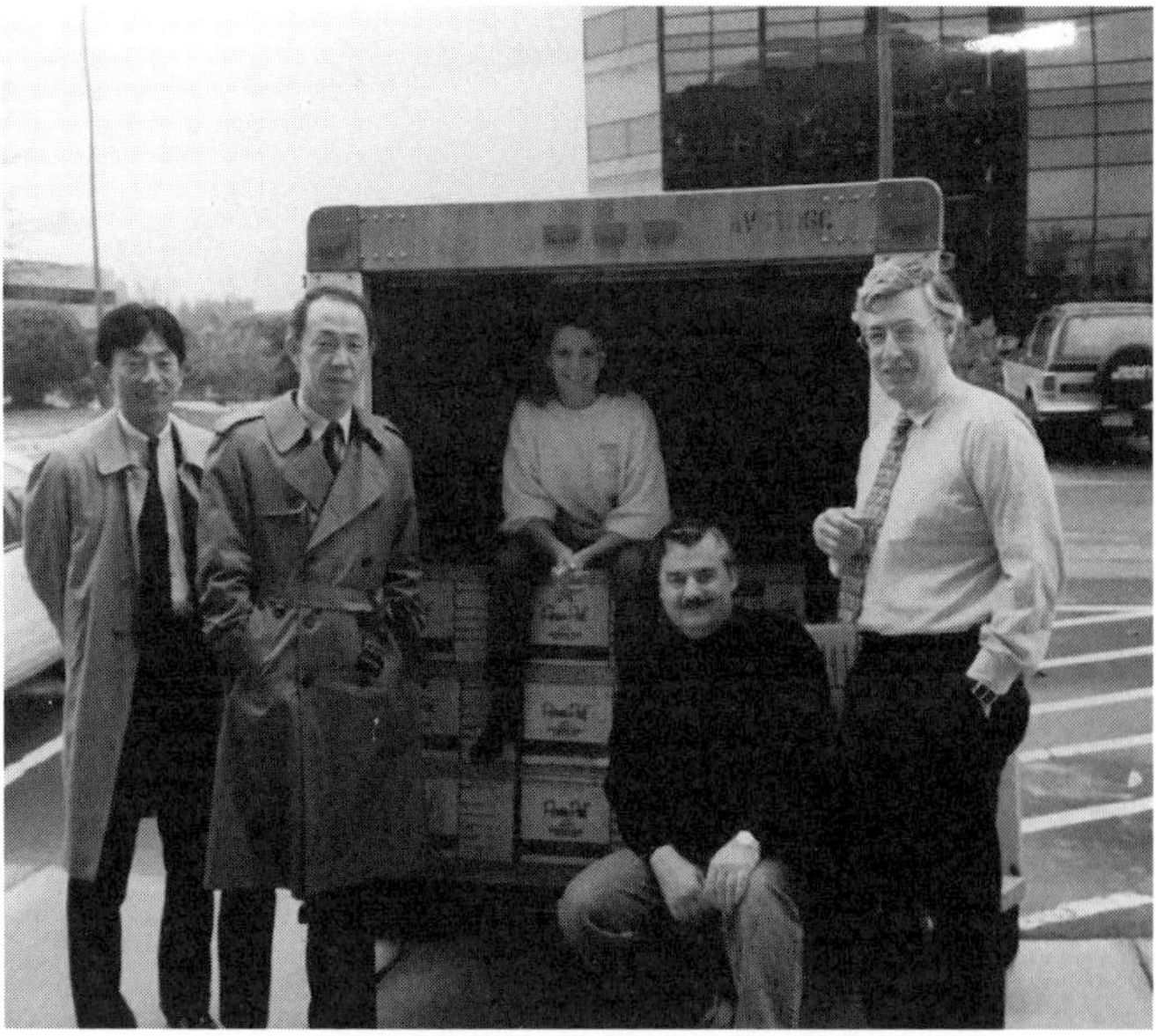

FDAに向かうすべての書類を積み込んだ1996年3月29日の朝。
右から、ローレンス・フリードホッフ、ニック・ファリーナ、シャロン・ロジャーズ、長谷川二郎、三原光雄。
ニューヨーク州ティーネックにあったエーザイ・アメリカで

一抹の寂しさを胸に抱えながら、ロジャーズは写真におさまったのだった。

人事部の電話が鳴った

一九九六年一一月二五日の朝。杉本はいつものように人事部の自分の席について前日の書類の整理をしていた。研究職を離れて六年半、この間コツコツと書き上げた論文でこの年の七月には薬学博士号を広島大学から取得していた。

創薬の現場を離れても、業務以外の時間をつかって必死にしがみついてきた。博士号もとった。しかし、次に何がある？　定年まであと六年、このまま自分はエーザイでの人生を終えるのか、その問いは堂々巡りだった。

卓上の電話が鳴っているので、はっと我にかえった。

電話をとると社長の内藤だった。香港からだという。

「はっちゃん。Ｅ２０２０、ＦＤＡの承認がおりたよ」

米国での承認のニュースは松野聰一から香港に出張中だった内藤のもとにまず伝えられ、内藤は、開発者である杉本にわざわざ国際電話をかけていたのだった。

論文を書いている過程で、いずれこの薬が承認をえることは予想していた。見事なデータだったからだ。しかし、それを社長の口から伝えられるとは思わなかった。

喜びが心の底からわきあがってきたのは、家に帰り、妻の元子《もとこ》に報告した時だった。

エーザイにいた元子は、わがことのように喜んでくれた。

「よかったねえ。信じてやってきたかいがあったねえ」

一九八三年から研究を始めて一三年目のことだった。

しばらくして、内藤晴夫がお祝いの会を個人的に開いてくれた。内藤の父の時代からエーザイが使っている浅草の治之家《はるのや》という料亭で、社長自ら杉本を労《ねぎら》ってくれたのだ。治之家だけでない、二軒目は、銀座のムーンリバーというクラブにつれていってくれた。これは社員にはめったにないもてなしである。それほどエーザイにとって大きな開発だったのだ。

治之家でもムーンリバーでも、二人が筑波の研究所にいた時代の話をした。

「あのころは楽しかったよなあ。毎晩、俺が九時に見回ると、一室から六室までみな一生懸命働いていてなあ」

社長にとっては、過去だった。しかし、自分にとっては、まだあきらめきれない過去であった。

帰りは零時を過ぎていた。社長の車に乗せてもらった。

もうじきに社長は降りてしまう。その前に自分はこの一言を言わなくてはならない、そう意を決して杉本は言葉を発した。

「もう一回、筑波の研究所に戻してくれませんか」

内藤はその杉本の気持ちをわかっていたのか、間髪をおかずこう言ったのだった。

「よしわかった」

根本治療薬の開発

年が明けて九七年二月五日～七日にアトランタで、新薬発売記念大会が開かれた。

E2020は、「アリセプト（Aricept）」と命名された。

杉本はそこに招かれ開発者として一五分間二五〇〇人の聴衆の前で話をした。

会場では、人事部の杉本八郎ではなく、ドクター・スギモト（杉本八郎博士）として紹介され登壇した。

「私がこの薬をどうしても開発しなければならない、と思ったのは、母のことがあったからです。母は九人の子どもを育てました。貧しい家庭でしたが、子どもたちを必死に育てたのです。その母が、私のこともわからなくなってしまいました。私にとってそれは深い悲しみでした。その時私は決意したのです。人間は皆、年をとらなくてはならない。しかし、年をとっても、健康で聡明な心を持っていられること、そのことのために私は科学者として仕事をしなければならない、と」

そのスピーチが終ると、会場を埋めたファイザーの社員、医師、患者の家族、臨床心理士たちが、たちあがり手を叩き始めた。万雷のスタンディングオベーションとなった。

舞台をおりた杉本に、航空会社のCAをしているという一人の女性が目に涙をためて近づいてきた。

「ありがとう。ありがとう。ドクター・スギモト。私の母はあなたの薬を飲んでいます。私のことをわかるようになりました」

杉本のまわりには次から次へと人がやってきて「おめでとう」と感謝の言葉を述べていった。その度に名刺を杉本は渡すのだが、杉本の名刺は人事部のままだった。

英語の裏面にはパーソネルデパートメントと書いてある。

何人かが気がついて「これはどういうことなんですか？」と聞かれたが、答えようがなかった。

二カ月後の九七年四月、辞令がおりて、晴れて杉本は、筑波の探索研究所に副所長で戻った。この時すでに五四歳。

内藤晴夫は杉本の人事について私にこう述べている。

――そもそも九〇年二月に人事に行かされた理由について、山津功さんをぶんなぐってしまったからと本人は言っているが？

「ああ、そういうことはよくありましたが、全然響いてないです。その異動の時に考慮はしていません。

五室と二室は確かに物凄いライバル関係にありました。そういうライバル関係というのもやはり凄いドライビングフォースになりました。いい研究リーダーというのは、八方美人は駄目なんですよ。五室の連中も『また生まれかわったらば山津と仕事をする』と言っていましたから。スギハチのところもそうですよ。『また生まれ変わったらスギさんといっしょに仕事をしたい』というぐらいに固まっているわけですよ。そういうグループがないといけないということは、仮想敵国もないといけないということになる。

ノーベル賞をとった科学者も全員そうですよ。みなライバルがいる」

――ではなぜ？

「ＢＮＡＧがそんなすごいテーマだという認識がまずなかった。要するに『あなたは研究者としてはいなくていいよ。たいしたもんじゃないよ』という認識だったのでしょう。今にして思えば。そうでなかったら動かないもの」

――そうすると、九七年にもう一度探索研究所に戻したのは、その労に報いるという意味があった？

「いや、そうではなくてこいつにはまだ運が残っている、と思ったんです。セレンディピティーです。セレンディピティーというのは絶対に必要なんです。ところが、このセレンディピティーを使い果たしてしまっている人もいる。

で、はっちゃんの場合は、これであてたのは、二つめですか。普通はこれで使い果たしたかなと思う。ところが、今度あてたやつは凄いと。情熱もあるし、もう一回やってもらおうということで戻した」

アリセプトはまたたく間に世界中に広がっていった。全世界一〇〇カ国以上で承認され、アルツハイマー病の唯一の治療薬として爆発的なヒットとなった。エーザイにもたらされる年間の売り上げは一〇〇〇億円にものぼった。アリセプトが発売される前の一九九六年のエーザイの売り上げは二八一六億円だったが、これが二〇〇二年には四六六六億円にまで成長する。

エーザイはこのアリセプトの成功で一気にグローバル化していく。

まだ運が残っている。そう見込まれた杉本八郎は、筑波の探索研究所に戻った二年目の一九九九年には、社長からの特命事項をうける。

ポスト・アリセプトをやれ。

あのアセナ・ニューロサイエンス（エラン）の科学者たちが、トランスジェニック・マウスを使ってある画期的な治療法の開発を発表していた。

アリセプトは、根本治療薬ではない。脱落していく神経細胞の信号を活性化させることで、八カ月から一年半進行をくい止めるという働きの薬だった。

神経細胞の脱落自体を防いでいるわけではないので、病気が進行するとやがて効かなくなる。だが、エランの科学者たちが開発したその方法では、アルツハイマー病の病状のひとつである老人斑が消えるのだという。すくなくともマウスでは消えた、のだと。

そうしたニュースが伝わってきたことで、杉本は根本治療薬の開発を命じられることになったのである。

エランの中で、その方法を思いついて二〇〇〇年代からのアルツハイマー病治療の研究の地平を一変させたのは、チェスずきの科学者、デール・シェンクである。

主要参考文献・証言者

Sharon Rogers, 内藤晴夫、杉本八郎、山津功、尾澤英男、森信行、長谷川二郎、松野聰一
Eisai Sales and Marketing Magazine of Excellence Spring 1997
エーザイ社内報　97　2　17

第9章　ワクチン療法の発見

グラスの中に浮かぶ氷を見たことから、アセナ・ニューロサイエンスの天才科学者はとてつもないアイデアを思いつく。アルツハイマー病はワクチン接種で治せるのではないか？

九〇年代の遺伝子工学による相次ぐアルツハイマー病遺伝子の発見、それによるトランスジェニック・マウスの開発によって、アルツハイマー病は治癒できる病気になるのではないか、という期待が高まっていた。

このころまでに、アルツハイマー病がなぜ起こるのか？　という病理の理論として「アミロイド・カスケード・セオリー」が有力な仮説として科学者の間で共有されるようになってきた。カスケードというのは、つらなった小さな滝である。ドミノ倒しのようなものと思ってもらってもよい。最初のドミノの一枚をアミロイドβにもとめたのである。

すなわち細胞膜にあるＡＰＰ（アミロイド前駆物質）をγ《ガンマ》セクレターゼ、βセクレターゼとなづけられた酵素がβ、γの順にカットしていく。これはどんな健康な人間でもおこっている。ところが、ＡＰＰをつくる遺伝子に突然変異があると（これがジョン・ハーディーが発見した最初のアルツハイマー病遺伝子だ）、ＡＰＰをカットする位置がかわってきてアミロイドβ42という分子量の多いものが多く切り出されるようになる。この分子量の多いアミロイドβ42は集まって凝縮しやすく、それが老人斑となって毒性を持つ。この老人斑が増えてくると、神経細胞が打撃をうけて、神経原線維変化（ＰＨＦ）という糸くず状のものを神経細胞の中に生むようになる。神経原線維変化（ＰＨＦ）が現れるとやがて神経細胞は死ぬ。こうした変化が一〇年から一五年の月日で起こる。

カスケードのように、最初のＡＰＰの切り出しから始まって、最後の神経細胞の死にいたるまでの変化が一〇年から一五年の時間をかけてゆっくりと進んでいく。

アリセプトは、神経細胞が死に始めて症状が出てきた段階で処方をすれば、残っている神経細胞の電気活性を高めて、信号をつながりやすくする。それによって症状の進行を八カ月から二年止めることができる、というものだ。

しかし、これは根本治療ではない。神経細胞の死にいたるカスケードは止められていないからやがて病気は進行していく。

もしこの「アミロイド・カスケード・セオリー」が本当だとするならば、このドミノ倒しのどこかのドミノをぬいてしまえば、病気は進行しないことになる。例えばＡＰＰをγセクレターゼとβセクレターゼがカットしているというのなら、それをカットしないようブロックする方法はないか。ちなみに、みつかったアルツハイマー病遺伝子のプレセニリン1とプレセニリン2は、γセクレターゼをコードする遺伝子であるという疑いが非常に濃くなっていた。これが創薬の方法である。

この「アミロイド・カスケード・セオリー」の最初のドミノの一枚を抜いてしまうことはできないか？　そう考えた科学者がいた。それが、アセナ・ニューロサイエンスのリードサイエンティスト、デール・シェンクだった。ハーバード大学のデニス・セルコーが会社を設立する際、二番目にリクルートしたチェス好きの科学者である。

デール・シェンクが抜こうとしたドミノは、アミロイドβ42そのものだ。が、他の科学者がやっていたように、γセクレターゼやβセクレターゼをブロックすることによってではない。これを抗原抗体反応によって除去できないか、と考えたのだ。

平衡状態

チェスと科学は似ている。デール・シェンクはそう考えていた。チェス・トーナメントで時間がくると、盤面をそのままにして棋士は去る。しかし、それぞれの棋士は、その盤面のことを次の対局がくるまでずっと考えているのだ。

二度と同じ盤面はない。チェス盤と手持ちの駒はどんな棋士にも共通だ。しかし、その盤面から考えられる手の読み方は、それぞれの棋士によって千差万別である。

ある瞬間にひらめきが訪れるのだ。飛行機に搭乗しようと通路を急いでいる時、あるいは博物館のチケットを買おうと列に並んでいるその時、ずっと考えていた盤面に、一筋の光る駒筋が見えてくる。

デール・シェンクがアルツハイマー病患者に、アミロイドβを直接筋肉注射する、という方法を思いついたのも、ある時、そんな駒筋が見えたのだった。

抗原抗体反応については、高校の生物で習った知識を覚えている読者も多いかもしれない。たとえばある病原体が体内に入り込むと、その病原体（抗原）に特有の抗体が体内に生まれる。この抗体は、次にその同じ病原体が体に入り込もうとすると、くっついて無力化する。これが一般的な知識だろうが、生物学では、ある特定の抗原にのみ反応する「モノクロナール抗体」

を使って、その物質を調査するという方法が九〇年代に一般的になっていた。

一九七五年にセーサル・ミルスタインが物質の特定の方法として「モノクロナール抗体」を使った技法を発表したが、デール・シェンクは、その論文を大学時代に読み、院生で最初に書いた論文は、ある酵素を特定するための「モノクロナール抗体」を作ったことについてだった。医療ベンチャーアセナ・ニューロサイエンスの科学者として九〇年代は、ＡＰＰからアミロイドβが産出される込み入ったプロセスを「モノクロナール抗体」を使って調査してきた。


レストランで、グラスに浮かんだ氷を何気なくみていた時のことだった。

氷は少しずつとけていく。

これが塩水で、浮かんでいるのが塩の固まりだったらばどうだろう？　そんなことをふと考えたのだった。

水溶液に塩分が溶ける量いっぱいに入っていたらば、塩の固まりは溶けない。

これは「平衡」という状態だ。

しかし、この水溶液に水を足したらば、どうだ？　「平衡」はくずれ、塩の固まりは溶け始める……。

ここまで考えてきた時に、シェンクは光る駒筋が見えたような気がした。この塩の固まりを老人斑に見立ててはどうだろう？

一九九二年には、ハーバード大学のデニス・セルコーのチームが、ＡＰＰから、アミロイドβが切り出されているのは、神経細胞だけではない、体中全ての細胞でアミロイドβは生まれていることを発見していた。

このアミロイドβを直接、患者の体に注射する。するとアミロイドβに対する抗体が体内に生まれるはずだ。この抗体はアミロイドβとくっつく。そうすると「平衡」状態が崩れないだろうか。

岩塩とも言えるのは老人斑だ。アミロイドβが凝縮している。血中の平衡が崩れたことでそのアミロイドβが再び溶けだしてはこないだろうか？　老人斑は解体されないだろうか？

そのアイデアをすぐさまナプキンに書き留める。

対局の途中で離れた盤面に「ちくしょうめ、こんな手があるではないか」と思いついたような気分だった。

すぐにアセナ・ニューロサイエンスの同僚たちに話をしなくてはならない。うちには、うちだけにしかない「聖杯」がある。あの「聖杯」、トランスジェニック・マウスを使えば自分のアイデアを確かめることができる。

翌日、シェンクはミーティングで自分のアイデアを披露した。

「マウスにアミロイドβを注射する。予防接種だ。それによって何が起こるかみたい」

ピーター・スーベルトやドラ・ゲームス、リサ・マッコンローグら出席した科学者は、あまりの突拍子もないアイデアに肩をすくめた。

「ようするにワクチンだ」

すぐに反論が出た。

「仮に抗体がアミロイドβによって生まれても、脳にはいかないだろう。脳には血液脳関門(Blood Brain Barrier)がある」

血液脳関門（Blood Brain Barrier）。略してＢＢＢ。これは脳科学をしているものたちにとってはイロハのイといっていいくらい重要な事項だった。

一八八五年に細菌学者パウル・エールリヒが、生きたウサギの血管内に色素を注射したところ、多くの臓器の組織染色に成功したが、中枢神経だけが染色できないことに気付いたことに、端を発する。逆に脳に色素をいれると脳中枢神経系は染まることから、脳とそれ以外の血管をわける関門があることがわかったのである。

有毒な物質、水銀などを血液がとりこんでもこのＢＢＢがあるおかげで脳には届かない。

「ＢＢＢは絶対に通過することはできない。これは脳科学の常識だ」

その同僚の科学者はシェンクに言った。

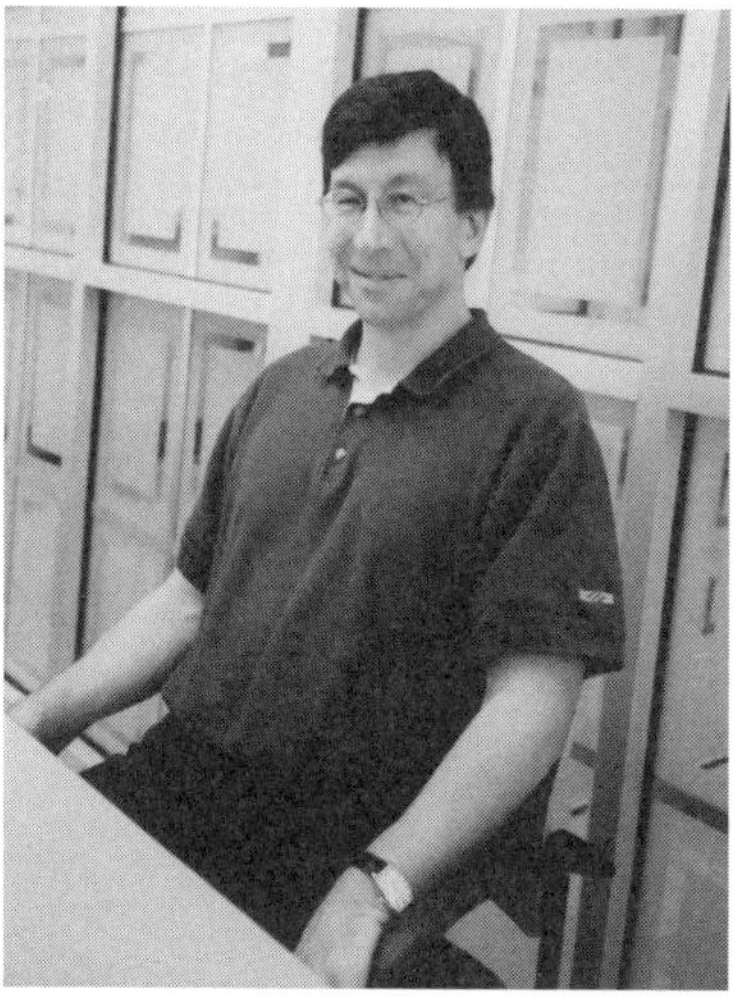

デール・シェンク　サンフランシスコで　2002年

シェンクは、逆に科学に「絶対」はない、と考えていた。大きなパラダイム転換はその「絶対」がゆらいだ時に起こる。

「ほんの少しでもいい、抗体が通過すれば、ある効果が生まれると思う、それを見てみたい」

一九九六年のこの時期、まだトランスジェニック・マウスのブリードはそれほど増えておらず、数に限りがあった。そのミーティングでは、トランスジェニック・マウスをどの実験に使うかが議題だったが、他の案件が優先されたほうがいい、というのがミーティングの結論だった。実際、二〇〇もの実験のリクエストがそのトランスジェニック・マウスには来ていた。シェンクのアイデア、「予防注射」は、トランスジェニック・マウスを使った実験のいちばん最後にすべりこんだにすぎない。

使えるマウスは一二匹だった。

生後八週間のマウスに、月に一回、アミロイドβを注射をする。それを一年続ける。そして一年たった時点で、マウスの脳を解剖して見てみる。人間の家族性アルツハイマー病の遺伝子を組み込んだそのマウスは通常だったらば一年もたてば、脳の中は老人斑でいっぱいになっている。

その実験は、九八年いっぱいをかけて行なわれた。

好奇心を抑えられない

シェンクはアイデアの人だ、次から次へと新しいアイデアが湧いてくる。それを大きめのポストイットに書き留めてホワイトボードに残しておくのはピーター・スーベルトの役目だった。このマウスに対する予防注射というアイデアも、ピーターによってさっそくポストイットに書き留められている。

好奇心を抑えられない性格は科学者に向いていた。ドラ・ゲームスは、京都で行なわれた学会に出席するために、デール・シェンクと日本に行った時のことを今でも思い出す。

京都市内でバスに乗った時のことだ。二人とも日本語はまったくわからない（ドラの母親は日本人だったが、別府で生まれてすぐに両親は米国に移住をした。母親は家庭では日本語を話さなかった）。席に座ると、目の前にかわいらしいボタンがある。何か説明が書いてあるが、何と書いてあるのかわからない。シェンクの座った席の窓の横には、それらのボタンよりも大きな赤いボタンがあった。

シェンクは、それを見て気になっているようだった。ゲームスが気がつくと、シェンクはそのボタンにひとさし指をかけている。

「デール、駄目よ。駄目」

が、結局、シェンクはそのボタンを押してしまう。バスは緊急停止した。非常時のボタンだったのだ。

一九五七年五月にカリフォルニアの中流の住宅街パサディナで生まれた。父親は消防士、母親はロサンゼルスの新聞社の記者だった。八歳のころからシェンクが始めたことが二つある。ピアノとチェスだ。

それでも科学の道に進んだのは、学齢期になると、数学と科学の授業が自分にとっては、いつも一番簡単だったからだ。宿題もあっという間に片づけてしまう。次は何なのか？　その次は？　こうしているうちに科学を生業とすることが自分の天職だということに気がつき、一二歳のころには、その道に進むことを決めた。

医者よりもより多くの人を救う可能性のある研究者の道に惹かれた。カリフォルニア大学サンディエゴ校で薬理と生理学の博士号をとる。生理学の博士号をとっているさなかに、モノクロナール抗体をつかった実験をするようになる。これが後の「ワクチン療法」の発想へとつながってくるわけである。

心臓に関する医療ベンチャーの会社につとめて二年半で、ハーバード大学のデニス・セルコーに見いだされ、アセナ・ニューロサイエンスに一九八七年に参加することになったことはすでに述べた。

老人斑が消えた！

マウスを管理するのはドラ・ゲームスの役割だ。一二匹のマウスにアジュバントという免疫反応を誘発する物質を付け加えたアミロイドβを一月に一回ずつ一一回、マウスに注射をしていく実験は、九七年の年初から始まった。

アミロイドβは人間のアミロイドβ42だ。

ドラ・ゲームスは、この実験について懐疑的だった。デール・シェンクもまさか成功するとは思っていなかっただろう、と私のインタビューに答えている。

そして一年がたって、マウスを解剖し、その脳切片を顕微鏡で見る時がきた。

デール・シェンクは、ドラ・ゲームスが脳切片の顕微鏡を覗くその現場に立ち会っている。

ゲームスは、切片を用意しながら、不思議な気持ちになっていた。トランスジェニック・マウスを開発した時にサンディエゴのレーザー顕微鏡でマウスの脳切片を見た時は、どうか、老人斑が見えますように、と祈りながら顕微鏡を覗いたのだった。しかし、今日は逆だ。

老人斑が見えないことが、よいことなのだ。

シェンクはそわそわと落ち着かず、自分の周りをうろうろと歩いている。ゲームスはそれほど期待をせずに、顕微鏡を覗いてみた。このマウスは一年もたてば、老人斑ができ神経細胞はダメージをうけ脱落をしている。

！

ない。老人斑がない。きれいな脳細胞だ。が、ゲームスは、すぐには声に出さず、対照群となったアミロイドβの注射をしなかったマウスの脳の切片をつぎに覗いてみた。ここにははっきりと老人斑がみられ、脳に変化が起きていることがわかった。

これを確認して初めてゲームスはシェンクに言った。

「消えてる。老人斑がきれいに消えているわ」

シェンクは、「おおおお」と叫んだ。

アミロイドβのワクチンは効いているのだ。

一二匹のうちコントロール群は三匹、残りの九匹がアミロイドβの注射をうけたが、このうち七匹は、一年たっても老人斑も神経変性も見られなかった。

シェンクは、さらに挑戦的な実験をすることにした。今度は、生後一一カ月たったマウス、つまり老人斑がすでに生じているマウスに、アミロイドβを注射するとどうなるかを確かめたのだった。

結果はさらに驚くべきものだった。いちど生じた老人斑が、消えてしまっていたのである。

顕微鏡で覗くと興味深い現象が観察できた。

脳神経系の細胞には、免疫細胞としてミクログリアという星のような形をした細胞がある。このミクログリアが触手を伸ばすような格好で、老人斑にとりつき、まるで食べるようにしてこれを除去している様が見てとれたのだ。

大発見だった。

アルツハイマー病は治療可能の病気になる

研究をまとめた論文のタイトルも自信に満ちあふれたものになる。

「アミロイドβによるワクチン接種は、アルツハイマー病の進行をＰＤＡＰＰマウスで弱めた」

論文の要約の最後の一文をシェンクはこう結んでいる。

〈アミロイドβのワクチン接種は、老人斑の形成を効果的に防ぎ、神経細胞やアストログリアの変性も阻止することができた。すでに老人斑を形成した老齢期のマウスにワクチンを接種させると、アルツハイマー病の神経病状は、著しく軽減した。

以上のことから我々の実験の結果は、アミロイドβのワクチン療法は、アルツハイマー病の予防、および治療に有効である可能性を示唆するものである〉

シェンクらのこの論文がネイチャーの一九九九年七月八日号に掲載されると科学コミュニティーを越えた大反響となった。

アミロイド・カスケード・セオリーのドミノの一枚を外すことができたのだ。

人類は初めてアルツハイマー病の進行を逆にすることができた！　人々はそう考え、今度は、ワクチン接種をしたマウスの知能がどうなっているかを測る実験が相次いで行なわれることになった。

間違えると下のプールに落ちてしまうという迷路をつかった実験は、いくつかの大学で行なわれた。これまで老人斑の形成とともに迷路ができなくなり、水に溺れてしまっていたマウスは、ワクチン接種をすると、その迷路をパスするようになったとの報告が二〇〇〇年に相次いだ。

二〇〇〇年一二月二一日付のネイチャー。南フロリダ大学の神経学者、デイブ・モーガンは、デール・シェンクらの開発したものと同様のワクチンをマウスに注射をし、その知的能力がどう推移するかを調べた。

七カ月になったころから、ワクチンを月に一回投与をする。11カ月になった時点で六つの花弁をもったひな菊の形をしたウォーターメイズを使って、学習した記憶を保持する力を調べた。当初、モーガンは、記録は悪くなると考えた。しかし、通常の健康なマウスと同様の学習成績を示したのだ。

「これはダイナマイトだった」とモーガンは二〇〇一年五月八日付のワシントン・ポスト紙の取材に答えている。学習する能力、学習した記憶を保持する力はアルツハイマー病のもっとも初期にやられる能力である。

一五カ月たつとワクチンをうけなかったマウスは、迷路を進むことができなくなっていた。しかし、ワクチンをうけたマウスは、健常なマウスよりは時間はかかるが、一五カ月たっても迷路をパスしたのである。

アリセプトは過去の薬になる

中枢神経系の障害であるジストニアへの薬の開発で、エーザイとの仕事も始めたエランのデール・シェンクは二〇〇二年七月に日本に来た際に、エーザイの創薬第一研究所の所長になっていた杉本八郎と会食している。

アリセプトは日本でも九九年に承認され、世界中のアルツハイマー病患者を救うようになっていた。進行を一定期間止めるだけだとはいえ、その八カ月から二年の月日が患者と患者の家族にとってはとてつもない意味を持ったのだった。

私はシェンクが東京で杉本と会食した翌日にシェンクと朝食をともにしている。

シェンクは、物静かだが、威厳のある杉本に惹かれていた。しんの強さがある人物だと言っていた。私が杉本八郎は、高卒でエーザイに入り、夜学で学士をとり、人事部に飛ばされても、こつこつと論文を書いて博士になったのだ、と言うと、心を動かされたようで「そうか、だからなのか、彼の大きさはそうしたところから来るのか」と納得したようにひとりごちた。

だが、とシェンクは私に言った。「そうした偉大な仕事をした人に失礼かと思ったが」と前置いて、こんなことを杉本に言ったと披露したものだった。

「杉本さん、私たちのワクチン療法はいずれ、アリセプトを過去の薬にするでしょう」

マウスの次は人でこのワクチン療法を試してみる番だった。

アルツハイマー病は治る病気になる。

主要参考文献・証言者

Dale Schenk, Dora Games, Peter Seubert, 杉本八郎

Immunization with amyloid-β attenuates Alzheimer-disease-like pathology in the PDAPP mouse, Dale Schenk, Robin Barbour, Whitney Dunn, Grace Gordon, Henry Grajeda, Teresa Guido, Kang Hu, Jiping Huang, Kelly Johnson-Wood, Karen Khan, Dora Kholodenko, Mike Lee, Zhenmei Liao, Ivan Lieberburg, Ruth Motter, Linda Mutter, Ferdie Soriano, George Shopp, Nicki Vasquez, Christopher Vandevert, Shannan Walker, Mark Wogulis, Ted Yednock, Dora Games & Peter Seubert, Nature, 08 July 1999

Dale Schenk: Alzheimer's researcher The synthesis of a hundred little ideas, December 11, 2001 By Porter Anderson CNN Career

第10章　ＡＮ１７９２

根本治療薬の期待を背負って「ＡＮ１７９２」の治験が始まる。フェーズ１を無事通過したあと米国と欧州で実施されたフェーズ２の治験で、だが、急性髄膜脳炎の副作用がでる。

ずっと時代がくだって二〇二〇年、中国の武漢から飛び出たそのウイルスは、気管から肺にとりつき、呼吸をまったく不全にさせた。あるいは、全身の免疫機能を暴走させ、サイトカインストームという状況をつくりだし、多くの人を死においやった。

SARS-Cov-2というウイルスは、世界中に伝播し、経済をストップさせ、世界は戦後最大級の不況に陥ることになる。

そうした異常事態になって、人々は、ワクチンという存在のありがたみにいまさらながら気がついた。SARS-Cov-2によってもたらされる病気COVID-19にはワクチンがまだない。COVID-19のワクチンはまだか。ワクチンはまだできないか？

病原体を弱毒化したものを、人間の体内にいれ、抗原抗体反応によって抗体をつくる。その抗体が新しく病原体が体内に入ってきたときに働き、病原体をブロックして、その病気にはならない。これがワクチンの仕組だが、たとえばインフルエンザワクチンでも、免疫反応の弱い人は、ワクチンを打ってもなかなか抗体ができなかったりする。

この免疫反応を喚起するために、弱毒化した病原体につけられるのが「アジュバント」と呼ばれる物質である。

デール・シェンクらエランのチームが苦労したのは、このアジュバントをどう作るか誰もわからなかったことだ。

マウスの場合はまだいい。しかし、人間にAβ42を投与する際のアジュバントは、安全にしかも確実に免疫反応をおこし、抗体をつくりだせるものでなくてはならない。それは、アート（芸術）と言っていいほどの難しさだった。

アセナ・ニューロサイエンス時代からの研究者で、ワクチンの専門家は誰一人としていなかった。

デール・シェンクやピーター・スーベルトが頭をかかえているのを見て、リサ・マッコンローグは、ある人物のことを思い出していた。

「私にこころあたりがある」

科学の殿堂UCSF

UCSFと称されるカリフォルニア大学サンフランシスコ校は、州立大学であるが、医学の分野で名高い。ベイエリアと呼ばれるサンフランシスコが、八〇年代、九〇年代に、医療ベンチャーの集積地となっていった背景には、カリフォルニア大学サンフランシスコ校という豊かな後背地があった。

リサ・マッコンローグは、博士号を分子生物学に関する研究でとったあと、このUCSFで、遺伝子工学について研究をしていた。

一九八四年のことである。

しかし、リサは象牙の塔での研究に限界を感じていた。あまりにもスピードが遅すぎる。ポストの空きがなければ、次の段階に進んでいけない。

リサにとって、ベイエリアで生まれ始めた医療系のベンチャー企業は魅力的な職場に思えた。しかし、当時のUCSFでは、アカデミアからでて、産業科学者になるものは、〝科学者として認めない〟という風潮がまだまだあった。

悩んだリサは、ラエ・リン・バークに連絡をとる。この涼やかな眼をした女性は、UCSFでポスドク期を共に過ごした仲だった。リサは学生時代、ひっこみじあんだったために、ラエ・リンとほとんど話をしたことがなかったが、医療ベンチャーですでに働いていた彼女に電話をし、ランチをとることになる。先にカイロンという医療ベンチャーで働いていた彼女に会って話を聞いたのだ。

カイロンはUCSFをバイオテクノロジーで有名にしたビル・ラターが一九八一年に設立した会社だった。カイロンは、B型肝炎のワクチンの開発に成功することになるが、飛ぶ鳥を落とす勢いがあった。

「今、医療ベンチャーにはフロンティアがある」

ラエ・リンはそう言って大学ではない、新しい分野で働いてみることをリサ・マッコンローグに勧めた。

このことがきっかけになって、リサは大学を辞め、セタスという別の医療ベンチャーで研究者としてのキャリアをスタートさせた。セタスで5年勤めたあと、アセナ・ニューロサイエンスに草創期のメンバーとして参加する。面接をしたのは、デール・シェンクである。

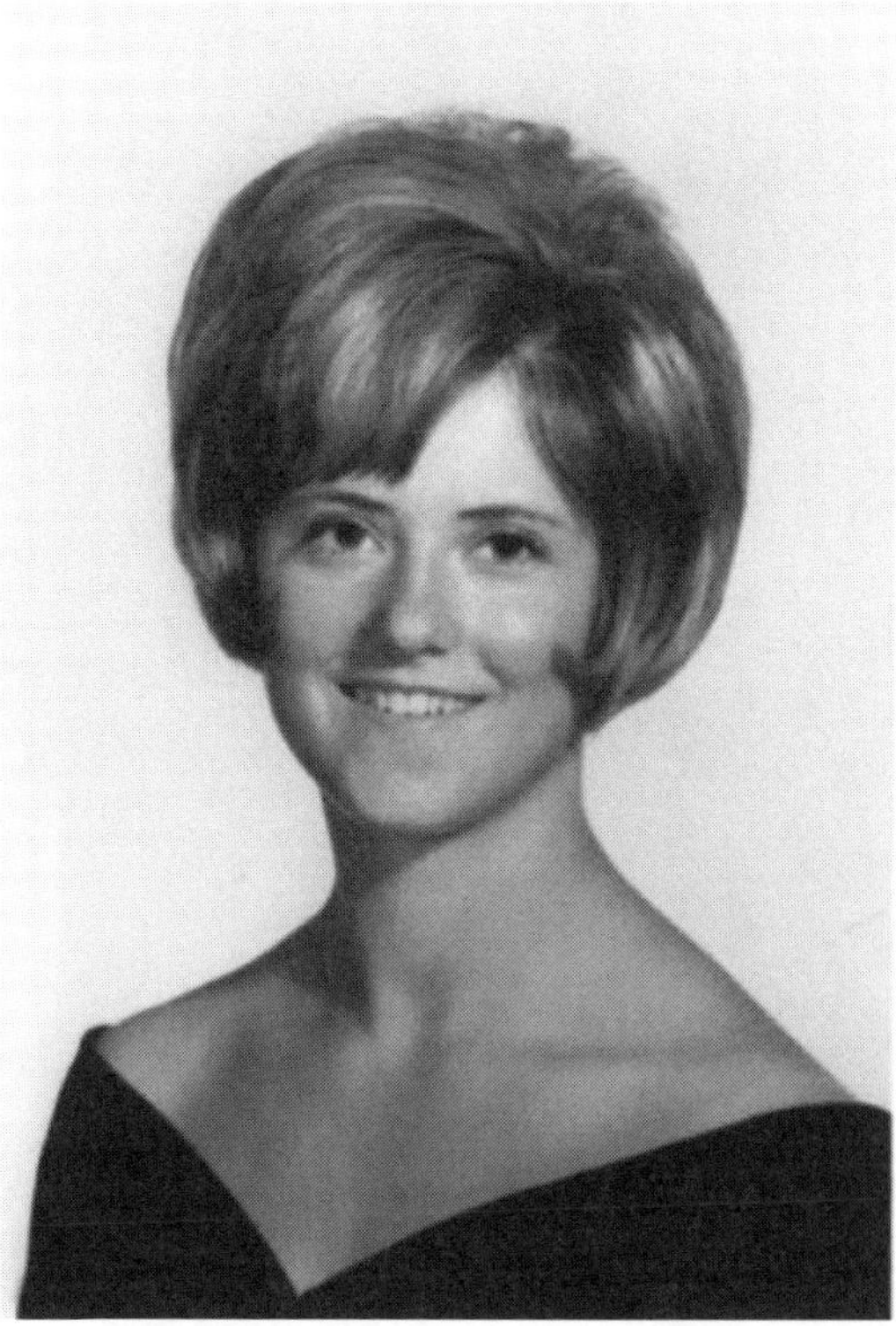

ラエ・リン・バーク　アジュバントを選定し、
AN1792を完成させる

この間、リサとラエ・リン・バークは、セタスとカイロンが正面同士のビルにあったこともあって、若い女性産業科学者として親交を深める。

二人とも住まいはUCSFの近くだった。リサは両親と最初の家を建てる間、ラエ・リン・バークの家に間借りして、半年一緒に住むことになる。親友といっていい。

そのラエ・リン・バークが、カイロンでワクチンのチームを率いていたことをリサは思い出したのだった。しかも、ラエ・リンはアジュバントの専門家だった。

リサが連絡をとると、ラエ・リンは、カイロン内の権力闘争に敗れ、ちょうどフリーランスになっていたことがわかった。

デール・シェンクとピーター・スーベルトに紹介するとただちに面談が行われた。ラエ・リンはエラン社とコンサルティング契約を結び、デール・シェンクらのワクチンを手伝うことになる。

ラエ・リンの参加で、プロジェクトは一気に進んだ。アジュバントには、QS－21というチリ原産の石鹼樹脂から抽出精製したものが選ばれる。

このようにして、最初のアルツハイマー病のワクチンAN1792は誕生したのである。ANはシェンクらの原点アセナ・ニューロサイエンスからとった。

エラン社は治験を申請し、米国と英国の一〇〇人の患者に、アミロイドβを注射する臨床第一相が開始される。

フェーズ2

スイスのチューリッヒ大学の付属病院に勤めるロジャー・ニッチが、デール・シェンクらのネイチャーの論文を読んだのは、一九九九年の初夏のことだった。

自宅の居間にあるファックスが、独特の機械音をたて、最新のネイチャーに掲載されるという論文のプレプリント版を吐き出していた。

朝のコーヒーを淹れてまさに飲もうとしていた時だった。ファックスから吐き出される論文のタイトルに、まずどきっとした。

「アミロイドβによるワクチン接種は、アルツハイマー病の進行をPDAPPマウスで弱めた」

一読、革命的な論文であることがわかった。

いや雷にうたれたような気分だった。

ロジャー・ニッチはドイツのハイデルベルクの大学を卒業したあと、ハーバード・メディカルスクールで神経学を学び、MITでポスドク期を過ごしたあと、九八年からこのスイスの大学で分子精神医学の教授になっていた。専門はアルツハイマー病だ。

デール・シェンクのこの論文は、まさにアルツハイマー病の研究にまったく新しい地平を開いていた。

免疫を使ったアプローチでアルツハイマー病をとらえなおして、しかも成功しているのだ。アミロイドβ42というアルツハイマー病の原因と考えられている物質をワクチンとしてマウスにあたえると、そのマウスはアルツハイマー病遺伝子が組み込まれているトランスジェニック・マウスであるにもかかわらず、アミロイド斑ができない。それどころか、アミロイド斑が出てしまったマウスに、これを与えると、そのアミロイド斑を消し去ってしまう、というのだ。

アルツハイマー病の研究の歴史の中で初めて、病の進行を逆にした、ということになる。アリセプトのような対症療法とはまったく違う地平がそこに開けていた。

ニッチはすぐに、同僚のクリストフ・ホックに電話をする。クリストフ・ホックは大学の付属の病院にいる同僚で医者だった。ニッチの信頼する相手でもある。

ホックは医者だ。すぐに議論は、チューリッヒ大学のこの病院で、このワクチンの治験を行うことができないか、という話になった。ニッチは、米国にいるデール・シェンクに連絡をし、エラン社が始めようとしているこのワクチンの治験に参加できないかと打診した。大学の付属病院は治験のサイトのひとつになることができる。

臨床第一相（フェーズ1）を通過したエラン社は、治験の範囲を欧州まで広げるフェーズ2を始めようとしていた。

ニッチとホックはモナコのモンテカルロで開かれるエラン社が行う治験のための会議に参加することになった。モナコの隣国のフランスは、AN1792のフェーズ2治験の欧州での拠点となっていた。

二〇〇一年一〇月から始まったAN1792のフェーズ2治験に参加した患者の総数は、三七五名。米国と欧州で、軽症から中等度のアルツハイマー病と診断された患者が、一五ケ月にわたり、AN1792とプラセボの投与をうけることになっていた。三七五名のうちAN1792の投与をうけるのが三〇〇人、生理食塩水つまりプラセボを投与されるものが七五人。投与の時期は、一、三、六、九、一二の各月に行われる。

このワクチンはアルツハイマー病の病気の進行を逆にできるかもしれない。

ジャーナリズムやウォール・ストリートも固唾を飲んでこの治験の進行を見守った。エラン社の株価は、治験の始まった二〇〇一年一〇月には、四〇ドルにまで達する。

ニッチとホックの勧めるチューリッヒ大学の付属病院では三〇名の患者がこの治験に参加することになる。

最初のAN1792がその三〇人の患者の腕に筋肉注射された。

脳炎が出た

不吉な報せは、まずフランスからデール・シェンクらのもとにやってきた。四人の患者が急性髄膜脳炎を発症したというのだ。

症状は、頭痛や発熱、吐き気、患者によっては錯乱をおこし、昏睡状態に陥る患者もいた。半身が一時的に不随になる患者や、失語症におちいる患者もいた。

シェンクの右腕であるピーター・スーベルトは、休暇から帰ってきてすぐに、この最初の四人のケースのことを聞いた。フェーズ1では100人の患者にAN1792を投与して安全性が確かめられたはずだった。

シェンクはまず患者のことを心配したという。

しかし、ニッチとホックが運営するチューリッヒ大学の付属病院でも、三人の患者がこの急性髄膜脳炎を発症した。これは決して軽い副作用ではない。入院のうえステロイド剤などの投与が行われ、この脳炎をおさえこもうとした。

こうした副作用の発生は、ただちに治験委員会を通じてエラン社に報告される。

二〇〇二年一月一一日、エラン社は、AN1792の治験の中止を決定する。

シェンクらのチームで、原因の分析が行われた。

通常、髄膜脳炎は細菌に感染することで起こる。しかし、これはどうやら無菌性のようだった。でなければ説明がつかない。

アジュバントの設計をしたワクチンの専門家ラエ・リン・バークは免疫機能の暴走を原因として考えた。

細胞は、細菌やウイルスなどの外敵が侵入してくると、免疫機能をはたらかせそれらをアタックする。T細胞というのがそうした役目を担っている。今回、Aβ42を注射することで、そのT細胞が暴走をし、炎症をおこし、それらを駆除しようとしたのではないか？

というのは患者の血漿をとって、Aβ42を注射することによって抗体ができたかどうかを調べてみると、抗体を生じなかった患者でも、脳炎を起こしたケースが複数あることがわかったからだ。

エラン社の株価はAN1792の治験中止の報道をうけて急落した。期待されていたアルツハイマー病の根治薬が失敗したことから、市場はエラン社に厳しい目をむけた。そんな中でウォール・ストリート・ジャーナルにエラン社の会計について不明朗な点があると指摘した記事がでると、さらに株価は下落した。二〇〇二年一月には、四〇ドルを超えていた株価は、三月には一五ドル前後まで下がり、その後、業績の下方修正が発表されると、株価は治験前の一〇分の一にまで下がってしまう。

デール・シェンクにとっては試練の時だった。

　このとき、サンフランシスコのベイエリアの研究開発拠点は、六五名の科学者をかかえていたが、シェンクは彼らを励ました。

「我々が買収をされたりすることはない。研究を続けよう」

　実際、不明朗な会計についてSEC（証券取引委員会）が、捜査を始めており、何がとびだすかわからない状態では、他社もエランを買収しようにも怖くてできなかった。

　エランはもともとアイルランドの製薬の流通メーカーだった。アイルランドがバブルで膨らみ、エランも、巨額の金を手にして、アセナ・ニューロサイエンスという、米国のピカ一の医療ベンチャーを買収して、総合製薬会社になろうとしたのだった。

　だから、アイルランド人は、研究開発のことは、ベイエリアにいるデール・シェンクやピーター・スーベルトにまかせっきりで口出しをしなかった。

　ドラ・ゲームスによれば、時々アイルランドの本社に行ったが、表敬訪問的なもので、「彼らと私たちはいいぐあいにへだたれていた」のだと言う。

　しかし、不明朗会計のスキャンダルとAN1792の失敗で、経営陣は更迭され、ウォール・ストリートから、ケリー・マーチンという男が、新しいCEOとして招かれることになる。

　ケリー・マーチンは、メリル・リンチの債券グループを率いていた投資銀行家で、製薬業のことはまったくわからなかった。だが、シェンクらの開発部門がとりくんでいるアルツハイマー病の根本治療薬が金の卵であることを見抜き、そこに賭けようとした。

　しかし、肝心の治験をする金がない。その資金を補うために、他の製薬会社に薬の権利を一部導出をすることで、危機をのりこえようとする。

追跡調査

チューリッヒ大学のロジャー・ニッチとクリストフ・ホックは、急性髄膜脳炎をステロイド投与などでおさえ込んだあと、AN1792を投与した三〇人の患者の追跡調査をすることを決めた。

ニッチは、失敗した治験こそが多くのことを教えてくれるのだと、いつも考えていた。AN1792の治験が中止されたことは残念だ。しかし、ここであきらめるのではなくこの患者のその後の推移を追いかけてみよう。

三〇人の患者は、二度AN1792の投与をうけていた。その後治験は中止されたが、一年にわたって経過が観察されたのである。

まず、血漿を定期的にとって、AN1972によってたしかにAβ42に対する抗体ができたかを各患者について調べた。

三〇人のうち二〇人が抗体を生じていたが、面白いことに、抗体を生じなかった残りの一〇人の中に、急性髄膜脳炎を発症した患者がいたのである。

これは何を意味するのだろうか？　つまりワクチンによって生じた抗体が原因で脳炎が起こったのではない、ということだ。

このことは、まず『ネイチャーメディスン』誌の二〇〇二年の論文になる。

さらに面白いことに、抗体を生じなかった一〇人がその後一年間で、認知機能のテストで、下降を続けていたのに対して、抗体を生じた二〇人は、認知機能の衰えがほとんど進まなかったのである。しかもふたつの認知症スケールをつかって測った結果でだ。

もちろん三〇例は、統計的にあまりに小さな数だ。しかし、ワクチン療法で、自分たちは初めて認知的効用を発見したのだ。

ニッチとホックはただちに論文執筆にとりかかる。

論文のタイトルは、「ベータアミロイドに対する抗体は、アルツハイマー病の進行をくいとめる」とはっきりしたものになった。

掲載は『ニューロン』誌。十分なインパクトファクターを持つ一流誌だ。

二〇〇三年五月二二日にこの論文は掲載されるが、私は、『ネイチャー・メディスン』誌の論文が掲載された直後の二〇〇二年一二月にサンフランシスコのベイエリアにあるエラン社の研究拠点でデール・シェンクに会っている。

シェンクとは、東京のパークハイアットホテルで朝食をとって以来だったが、開口一番このニッチとホックの追跡調査について、興奮した口調で語り始めた。

「抗体が、脳炎を起こしたのではないというのがとても重要だ」

すでにこのとき、シェンクやピーター・スーベルト、ドラ・ゲームスらのチームは、「第二世代」の薬について開発を急ピッチに進めていた。

ワクチンが副作用をおこすのであれば、抗体そのものを投与すればいい。シェンクらはアルツハイマー病のトランスジェニック・マウスPDAPPマウス、つまり「聖杯」を持っていた。実はAN1792の開発と並行し、この「聖杯」を利用して、シェンクらは三〇～四〇種類もの抗体を作り出していた。シェンクもスーベルトももともと「モノクロナール抗体」の専門家だから、ある物質に対する抗体をつくることにかけては専門家だった。

特に有力な抗体として「3D6」と「266」と呼ばれる抗体があった。

「3D6」という抗体は、Aβのアミノ末端部分を認識する抗体で、結果的に凝集したアミロイドによく結合した。「266」という抗体は、Aβの真ん中あたりを認識する抗体だった。

マウスから作られたこれらの抗体をヒトにも使えるように「ヒト化」する。

ワクチン療法から始まった根本治療薬は、抗体という「第二世代」に移行するのだ。

「266」は、アセナ・ニューロサイエンスがエランに買収される際に、イーライリリーにその権利を売ることになる。シェンクらは自らがもっとも有力と考える「3D6」を持ってエランに買収されたのだった。

AN1792の失敗のあと、われわれはこの「3D6」をヒト化した抗体薬で勝負をかける。

その薬はバピネツマブ（bapineuzumab）と名付けられる。

最初のバピ（bap）はBeta-Amyloid Peptideからとり、最後のマブ（mab）は「Monoclonal Anti Body」つまりモノクロナール抗体の略である。

AN1792に参加した一人の患者が治験参加後、肺炎をおこして死亡した。

剖検を行い脳を見ると、アルツハイマー病の病状のひとつであるアミロイド斑はきれいに消失しつつあった、のである。

主要参考文献・証言者

Dale Schenk, Peter Seubert, Dora Games, Roger Nitsch, Christoph Hock, Lisa McConlogue, 岩坪威

Antibodies against β-Amyloid Slow Cognitive Decline in Alzheimer's Disease, Christoph Hock, Uwe Konietzko, Johannes R Streffer, Jay Tracy, Andri Signorell, Britta Müller-Tillmanns, Ulrike Lemke, Katharina Henke, Eva Moritz, Esmeralda Garcia, M.Axel Wollmer, Daniel Umbricht, Dominique J.Fde Quervain, Marc Hofmann, Alessia Maddalena, Andreas Papassotiropoulos, Roger M Nitsch, Neuron, May 22, 2003

Subacute meningoencephalitis in a subset of patients with AD after Aβ42 immunization, J.-M. Orgogozo, MD; S. Gilman, MD, FRCP; J.-F. Dartigues, MD, PhD; B. Laurent, MD; M. Puel, MD;L.C. Kirby, MD; P. Jouanny, MD, PhD; B. Dubois, MD; L. Eisner, MD; S. Flitman, MD; B.F. Michel, MD;M. Boada, MD; A. Frank, MD, PhD; and C. Hock, MD, NEUROLOGY, July 2003

Generation of antibodies specific for β-amyloid by vaccination of patients with Alzheimer disease, Hock, C., Konietzko, U., Papassotiropoulos, A., Wollmer, A., Streffer,J., von Rotz, R.C., Davey, G., Moritz, E., and Nitsch, R.M., Nature Medicine, 15 October 2002

The story of Elan, stranger than fiction, Irish Examiner, August 17, 2013

Irish group Elan faces US fraud lawsuits over accounts by Geoff Dyer and Lina Saigol, The Financial times, 2002 2 5

第11章　ラエ・リン・バークの発症

ＡＮ１７９２の開発に参加したラエ・リン・バークは簡単な数学問題をドライブ中に頭の中で解くことが趣味だった。通勤ドライブのさなか、それができなくなっていることに気づく。

ラエ・リン・バークは、自動車を運転している時、いつも簡単な数学をして楽しむ。理系の教育をうけていたラエ・リンならではの趣味だ。ハンドルを握りながら、簡単な掛け算をくりかえす。そうすると心が落ち着いてくる。

エラン社のＡＮ１７９２は残念だった。自分が選んだアジュバントは、免疫反応をおこし抗体を生じさせるに十分だったが、副作用をおこしてしまった。これはＴ細胞がおこした自己免疫反応による疾患だ。

シェンクやスーベルトは、ワクチンではなく同時に開発をしていた抗体のほうに、開発の方向を変えたのだ。そうなると、自分がやることはもうあまりない。

ラエ・リン・バークは二〇〇四年にフリーランスのコンサルタントをやめて、ＳＲＩインターナショナルに勤めるようになっていた。ＳＲＩインターナショナルはカリフォルニアにあるスタンフォード大学によって設立された世界最大級の研究機関だ。ラエ・リン・バークは、感染症のチームを統括していた。

ラエ・リンの住むツイン・ピークスからＳＲＩインターナショナルのあるメンロー・パーク

までは、車で四〇分ほど。その毎日の通勤時間で、ラエ・リンは、簡単な数学を自分で解くことを趣味としていたのだった。ドライブをしながらの暗算である。

その日のことははっきり覚えている。メンロー・パークに入りかかったとき、ラエ・リンはこれまでできていた数学ができなくなっていたことに気がついた。簡単な掛け算ができないのだ。

九九が思い出せない……。

ラエ・リンは恐怖を覚えた。

ひょっとしたら、自分はアルツハイマー病なのではないか？

匂いが突然にしなくなる

ラエ・リンの家系にはアルツハイマー病が多かった。祖母も叔母もアルツハイマー病にかかって死んだ。

しかし、まだ自分は六〇歳になったばかりだ。

が、考えてみると、妙なことは起こっていたのだった。一年以上前から、突然匂いを感じなくなることがあった。しばらくたつと元に戻るが、まったく何の匂いも感じないのだ。

そのことは夫のレジス・ケリーにも言ったことがあった。

「匂いがしないんだけど」

夫のレジス・ケリーはもともと妻が匂いに敏感だったので、妻からの訴えをよく覚えている。

また、こんなこともあった。

お互いに再婚での結婚生活で、楽しみのひとつは、セイリングだった。自分たちが購入したヨットを操って船旅に出る。サンフランシスコはベイエリアとよばれるくらいなので、セイリングを趣味とする人は多かった。

二〇〇六年か、二〇〇七年のことだったと思う。二人で自分たちのヨットでメキシコまで帆を張って旅をし、再びベイエリアに帰ってきたときのことである。

妻が、ウインチのあたりであたふたしている。ラインをウインチに巻きつけることができないのだった。セイリングを二人で始めて、四、五年もたっている。その間にラインのウインチへの巻き方は何度もやってわかっているはずだった。なのに、まごまごしているのだ。

レジス・ケリーは、かわってウインチにラインを巻きつけ収納したが、おかしなことがあるものだと思った。

しかし、夫は、この妻の奇妙なできごとをアルツハイマー病という病気にその当時は結びつけていない。

なにしろ、スタンフォード大学の研究所で、感染症のチームをひきいている妻だ。二人の間の会話は、いつもサイエンスのことだった。同じUCSFの科学コミュニティーで育ったカップルは、当時の知事とも親交のあるサンフランシスコのパワーエリートでもあった。

パーティーに出れば、他の研究者と、誰がいけているか、どんな研究がホットか、についての話になる。そうした社交もこなしている妻とアルツハイマー病を結びつけることは夫にはできなかった。

初期のアルツハイマー病

この病気の発症のしかたは千差万別だ。ラエ・リンの場合、科学や仕事に関することはしばらくは、考えをまとめたりすることができた。だから、これまで行ってきたごく簡単な計算ができないということで初めて自分がアルツハイマー病ではないかという疑いをもつようになったのだが、いざ専門医の診断をうけるとなると、なかなかその気になれなかった。

かかりつけの医者に、神経内科の医者を紹介されたのだが、その医者のところに行くのは、開けてはいけない扉を開けるようで怖くて、なかなかできなかった。

二〇〇七年の夏に、自動車を運転している時に、簡単な計算ができないことに気がついたラエ・リンが、専門の神経内科医のもとに訪れたのは、それから一年も後のことだった。夫には内緒にし、前夫との娘につきそってもらってその神経内科医のもとを訪れた。診断はごく初期のアルツハイマー病だった。ＭＣＩ（Mild Cognitive Impairment＝軽度認知障害）というそのころできはじめたカテゴリーに入る段階のものだった。

ラエ・リンは打ちのめされる。

勤めはどうなる。何よりも夫にどう言えばいいだろう？

これまで二人の間にはサイエンスがあった。サイエンスがあれば、いつまでも話を続けていられた。しかし、その話もいずれ自分はできなくなるのだ。

それだけではない、自分はサイエンスを通じて人を助けることに生きがいを見いだしてきた。ワクチンのアジュバントの開発もそうだ。ＡＮ１７９２の開発に興奮する思いで参加したのも、このワクチンが人々を救うと思ったからだ。

SRIインターナショナルという職場を失い、夫も失い、人々から必要とされなくなった時、自分は生きている意味があるのだろうか？　そうした自分をおいて夫は去ってしまうのではないか。

夫への告白

夫のレジス・ケリーは、妻が突然自分に冷たくなったように感じた。これまでのような会話が少なくなり、うちとけている感じがしない。

最初は、自分のことを嫌いになった、もっと言えば、他に男ができたのではないか、と疑った。あれだけ、毎晩のように、サイエンスの話をしていた妻が、しなくなったのだ。

ところがある晩の夕食の席で、妻は告白したのだった。

自分は、アルツハイマー病と診断されたのだ、と。

その夕食の席での話を、レジス・ケリーは、私に言葉少なに語った。

「とても辛い夜だった。彼女にとってのほうが辛かっただろう」

二人とも、アルツハイマー病と診断されるということがどういうことなのか、科学者なのでよくわかっていた。できることが年々少なくなり、やがて自分のことも夫のこともわからなくなる。それは不可逆的な変化なのだ。

だが、レジス・ケリーは、妻の変化が自分を嫌いになったからではなかったのだということを知り、少し安心していたのだという。

そして、ラエ・リンは、こんなことを考えていたのだった。

それは不可逆的な変化なのだろうか？　自分はやがて廃人になるしかないのだろうか。

このときラエ・リンの胸に去来したのは、かつて自分がフリーランスの時代に心血を注いだあのワクチンだった。

ＡＮ１７９２。あのワクチンは、マウスで確かにこれまで不可能とされた病気の進行を逆にした。老人斑をきれいさっぱりとり去ったではないか……。


何か困っていることはない？


「何か困っていることはない？」（Can I help you?）というのがラエ・リンの口癖だった。科学を通じて人々に貢献する、その意識でいつも人に接していたラエ・リンは、その言葉をよく口にした。

八〇年代のＵＣＳＦのポスドク時代からの親友だったエラン社のリサ・マッコンローグも、ラエ・リンのその口癖をよく覚えていた。だから自分は、大学に残るか、産業科学者になるか迷っていた時に、ラエ・リンに電話をしたのだった。

そのマッコンローグは、ラエ・リンの口からその病気のことを告げられた。

ラエ・リンは、まず職場の上長にそのことを報告している。

すると上長は、「残念だが退職してほしい」。だが、すぐにではない。ラエ・リンが申請してすでに支給されていた研究費のプロジェクトが続いている間は、在職してほしい。しかし、研究所の中では、病気のことを言ってはいけない。そう言われた。

ラエ・リンがアルツハイマー病だとわかると、グラントの支給が打ち切られることもありうるということからだった。

ラエ・リンはショックをうける。そのことを誰かに話さずにはいられなかった。その相手に親友のマッコンローグを選んだのだった。

マッコンローグも信じられない思いで聞いていた。

何よりもいつも「何か困っていることはない？」と聞いていたラエ・リンがやがて何もわからなくなって誰も助けることができなくなるということに苦しんでいる、リサはそう感じた。

治験への参加

そのころ、マッコンローグの勧めるエラン社は、AN1792の第二世代の抗体薬の開発をすませ、その治験に入っていた。

バピネツマブである。

ワクチンが、脳炎という副作用をT細胞の誤作動で起こしてしまうのであれば、そこで生まれた抗体を投与すればよい、そういうロジックによって開発された薬だということはすでに書いた。

「3D6」とよばれた抗体がPDAPPマウスによってできた抗体のなかでスクリーニングされていたのは、ラエ・リンがかかわったAN1792の開発とほぼ同時期だった。

デール・シェンクやピーター・スーベルトは、モノクロナール抗体の専門家だから、ワクチンを開発するかたわら、この抗体も同時に開発していたのだった。

ラエ・リンも、自分が手伝ったAN1792の他にエラン社が抗体も開発していることは知っていた。

ラエ・リンは、夫のレジス・ケリーとUCSFのアルツハイマー病の専門医アダム・ボクサーに相談をした際にこの薬の治験のことを知らされる。

ラエ・リンはエラン社のデール・シェンク、ピーター・スーベルトにも相談をしたうえで、すでに始まっていたバピネツマブの治験に被験者として入ることを決断する。

こうして、ラエ・リン・バークは自分が開発した薬の第二世代の治験に自ら被験者として参加をすることになった。

不可逆とされるこの病気の進行を逆にすることを信じて。

主要参考文献・証言者

Regis Kelly, Lisa McConlogue, Peter Seubert

An Alzheimer's Researcher Ends Up on the Drug She Helped Invent, Alice G Walton, The Atlantic, June 19, 2012

Going from Alzheimer's researcher to patient, Erin Allday, July 30, 2011, San Francisco chronicle

Peripherally administered antibodies against amyloid β-peptide enter the central nervous system and reduce pathology in a mouse model of Alzheimer disease, Frédérique Bard, Catherine Cannon, Robin Barbour, Rae-Lyn Burke, Dora Games, Henry Grajeda, Teresa Guido, Kang Hu, Jiping Huang, Kelly Johnson-Wood, Karen Khan, Dora Kholodenko, Mike Lee, Ivan Lieberburg, Ruth Motter, Minh Nguyen, Ferdie Soriano, Nicki Vasquez, Kim Weiss, Brent Welch, Peter Seubert, Dale Schenk & Ted Yednock, Nature Medicine, August 2000

第12章　特許の崖

アリセプトで一気にグローバル化を果たしたエーザイに「特許の崖」が待ち受ける。筑波の研究所に戻った杉本八郎は、次のアルツハイマー病新薬の開発をめざすが……。

製薬会社にとって新薬は莫大な売上をもたらす金の卵だ。エーザイは、アリセプトによって、九〇年代に三〇〇〇億円台だった売上が、二〇〇〇年代に八〇〇〇億円を超えるまでになる。ピーク時の売上はアリセプトだけで、年間三二二八億円をたたき出すことになる。このアリセプトと、やはり九〇年代後半に承認されたプロトンポンプ阻害剤「パリエット」のふたつの薬によって、エーザイは一気にグローバル化をはたした。

しかし、新薬が出た製薬会社には、ある「罠」が待ち受けている。

新薬を出した製薬会社は、それが画期的な薬であればあるほど、グローバルにその薬を売るために規模を拡大する。

だが、新薬の特許の存続期間は申請後二〇年と決まっているのである。国によって開発の期間をさしひいたりして延長が認められることもあるが、それでは数年がつけ加わるにすぎない。

アリセプトの場合であれば、飯村洋一が奇跡のような化合物をつくったそのときに、特許を申請しているから、特許は、米国でまず二〇一〇年に切れ、日本でも二〇一一年、そして欧州では二〇一二年には切れることになっていた。

特許が切れた薬は、公知のものとしてどの製薬会社でも同じ化合物をつくって売ることができる。ジェネリックである。そうなると、値段も安くなり、売上は一気に縮小し、ピーク時の一割程度になってしまう。

これを製薬業界では、「特許の崖」（パテント・クリフ）と呼んで恐れる。

つまり、新薬が承認されたらば、その次の有望な新薬の候補群をパイプラインに持っていなければ、一気に倒産や、そうまでいかなくとも海外事業の売却、規模の縮小による人員整理に見舞われることになる。

九七年四月に七年の人事部生活のブランクの後に、副所長としてエーザイの筑波研究所に帰ってきた杉本八郎は、このことを強く意識していた。

二〇〇〇年の四月には、所長に昇進して探索研究全般を見ることになる。

アリセプトの進化形？

が、杉本は自分がいなかった七年の間に筑波の様子は様変わりしてしまったことに気がつくのである。

後に社長になる内藤晴夫が研究一部長だった八〇年代、一室から六室まであった探索研究のチームは、早朝から深夜まで土日もなく働いていた。朝七時三〇分にはみな出勤して研究を始める。夜九時になると研究一部長の内藤が各室をまわった。つまり、ここまではみな帰らない。月の残業時間が一〇〇時間を超えるのはざらだった。

が、二〇〇〇年代になると、そうした働き方自体が、できなくなっていた。もう中小企業ではない。労働法制を守りながら、成果を出す必要があった。

そして、かつて杉本と一緒に深夜まで働いていた若く独身だった研究者たちは、結婚して家庭を持つようになっていた。入社してすぐに杉本の下にきて、アリセプトの合成に成功した飯村洋一も結婚して子どももうけ、家庭を持つようになっていた。

そうするとかつてのようなハングリーさでがむしゃらにやるというわけにはいかなくなってくる。

夕方五時をすぎると、みな帰ってしまう。

杉本自身も過去の自分の成功体験にとらわれた。

最初に杉本がとりくんだのは、アリセプトの構造を変えていって他の効用をもたせるというものだった。飯村を責任者としてこの開発にとりくんだ。

が、すでに世界の趨勢は、デール・シェンクらが発見したワクチン療法から抗体薬への流れに変わっていたのである。仮にそれがうまくいったとしても、大きな果実をえるものにはならなかっただろう。

だが、抗体薬を独自開発するノウハウがエーザイにはなかった。

エーザイのニューロロジーが得意分野としたのは、リード化合物からすこしずつ構造を変えていくという低分子の薬で、抗体薬はまったく作り方が違ったのである。

次にとりくんだのが、ガンマセクレターゼ、ベータセクレターゼの阻害剤だった。

九〇年代なかばに発見されたアルツハイマー病の原因遺伝子プレセニリン1、プレセニリン2がガンマセクレターゼをコードし、九〇年代後半に発見されたＢＡＣＥ《ベース》１《ワン》という遺伝子がベータセクレターゼをコードする。その働きに着目した薬だった。

プレセニリン1の異常はこの本の前半でとりあげた青森の家族性アルツハイマー病の家系にみられた遺伝子異常である。プレセニリン1や2の異常があるとAPPから切り出されるAβの切り出す位置がずれ、健常人ならばAβ40が多く切り出されるところを、Aβ42が多く切り出されることになる。Aβ42はAβ40より凝集がしやすいので、それがオリゴマーになり、ベータシート構造をとってアミロイド斑（老人斑）になる。

Aβはまずベータセクレターゼという酵素によってAPPの一端がきられ、ガンマセクレターゼという酵素によってもう一端がきられて、出てくることになるが、この酵素をブロックすればよい、というのがガンマセクレターゼ調整剤、ベータセクレターゼ阻害剤（ベース阻害剤）のロジックだ。

この調整剤、阻害剤は低分子でブロックをするものができる。

抗体薬はできてしまったAβにくっつくことで、凝集を止め、アミロイドの形成を妨げるものだが、ガンマセクレターゼ調整剤、ベータセクレターゼ阻害剤（ベース阻害剤）は、おおもとの切り出されるところをブロックしてしまえば、有害なAβ42が出てこない。そういう論理から狙ってつくる薬だ。低分子であれば、エーザイもたちうちができる。

そう思って、開発を始めたが、杉本の時間は限られていた。所長になったのが、五七歳。エーザイは六〇歳で定年となる。

そして定年の日がやってきた。

その後杉本は、京都大学の教授や同志社大学の教授を歴任し、根本治療薬にとりくみ続けるが、エーザイのような潤沢な予算をもった研究は二度とできなかった。

そして、自分は、筑波の研究所に戻してもらいながら、ついにエーザイにいる間には、アルツハイマー病の根本治療薬の開発をすることができなかったと、ある苦さをもって思い返すことになるのだ。

エーザイは、一〇年以上どの分野からも新薬がでないという辛く厳しい二〇〇〇年代を迎えることになる。

主要参考文献・証言者

杉本八郎、世永雅弘、木村禎治

統合報告書　2019年　エーザイ株式会社

第13章　不思議な副作用

バピネツマブの治験に参加した患者のＭＲＩが奇妙な変化を示していた。自覚症状はない。しかし、浮腫や微細な出血が脳血管にあるようだった。これはいったい何なのだろうか？

ハーバード大学にあるブリガム・アンド・ウィメンズ病院のレイサ・スパーリングがその奇妙な副作用に出会ったのは、バピネツマブのフェーズ1でのことだった。

レイサの夫は、同じ病院に勤めており画像診断の専門家である。その夫が、被験者のうち5ミリグラムの投与をうけている患者に異常をみつけだした。ＭＲＩによって脳の浮腫が見つけられたのだ。浮腫とは腫《は》れである。血管から液体が漏れ実組織が腫れているようだった。

フェーズ1は主に安全性を薬の投与量との関係から見る。三人の患者に、この浮腫が画像診断によってみつけだされた。

三人のうち二人は特に自覚症状はなかった。しかし、このうち一人に、軽い意識の混濁がみられ認知機能の検査ＭＭＳＥの点数の低下が確認された。

フェーズ1では、体重1kgあたり、0・5ミリグラム、1・5ミリグラム、5ミリグラムの三つの投与量が試されていたが、この副作用が出たことがわかると、ただちに5ミリグラムの投与は中止された。

レイサら治験のチームはこの奇妙な副作用について、名前をつけなくてはならなかった。

というのは、脳の血管による浮腫という症状は、これまでの論文のデータベースを探しても、過去に例がみつからなかったからだ。

この副作用は、アミロイド関連画像異常（Amyloid-related imaging abnormalities）、ＡＲＩＡ《アリア》と名付けられる。

三人のうちの一人は、脳の血管に微小の出血をともなう浮腫であった。

この新たな副作用は、エラン社の治験担当の医者マーチン・コーラーを通じて、エラン社の開発チームであるデール・シェンク、ピーター・スーベルト、ドラ・ゲームスらに伝えられた。

エラン社では治験を担当するグループとシェンクら開発を担当するグループの合同ミーティングがあった。

そこで、マーチン・コーラーは、ＭＲＩの画像を見せながらこの奇妙な副作用の説明をしたのだった。

ＡＮ１７９２で脳炎の副作用を経験していたデール・シェンクはその報告を深刻なものとしてうけとめた。

通常治験のグループがこうした進行中の治験の画像を開発のグループにみせることはない。しかし、これまでにまったくない副作用だったために、開発のチームの知見が求められた。ドラは、マウスで同様のことがなかったか、聞かれた。

「これはいったいなんなのだろう」

おそらくこれは血管のアミロイドの除去と関係しているはずだ。それが、浮腫をおこしたり、出血をさせたりしているのではないか。

議論が沸騰した。何よりも、ＡＮ１７９２の体験がエラン社に投与量についてより慎重な判断を求めるようになっていた。

このＡＲＩＡと名付けられた副作用は、シェンクらをフェーズ2でも悩ませることになる。ハーバード大学のブリガム・アンド・ウィメンズ病院のレイサ・スパーリングは、フェーズ1の安全性について総括する論文でこう書いた。

〈5ミリグラムの投与によってＭＲＩの画像の異常は起こる。この性質と病状は、今後検討事項になる〉

フェーズ2では最高投与量は5ミリグラムから2ミリグラムまで下げられた。

しかし、ここでもＡＲＩＡが出たのだった。

症状のない患者もいたが、頭痛、昏迷、吐き気、歩行障害などの症状がでる者もいた。投与をやめて数週間で、これらの症状は治癒し、ＭＲＩの画像異常も数カ月もするときれいになっている。

ＡＲＩＡは、投与量が多いグループほど高頻度で出た。0・15ミリグラムのグループで3・2パーセント。1ミリグラムのグループが10パーセント。2ミリグラムになると26・7パーセント。つまり、四人に一人は、ＡＲＩＡの症状が出た。

さらに投与量を1ミリグラムまで下げる

アリセプトの例を持ち出すまでもなく、治験において投与量の刻みをどうするかは、生命線ともいえる議論だ。

バピネツマブのフェーズ3に進むにあたってエラン社の中で議論は沸騰した。

すでにフェーズ2の結果でも、認知機能の改善についてははかばかしい結果はでていなかった。これは用量が少なすぎたということではないだろうか。

しかし、そもそもフェーズ1において5ミリグラムでＡＲＩＡが出たので、2ミリグラムにしたのだ。袋小路だ。

問題は、この副作用の正体がこの時点でははっきりとわかっていなかったことだった。

ひとつのヒントは微細な出血が脳の血管内で起こっていることだ。これは、バピネツマブが脳の血管にはりついているアミロイドを除去してしまうことで、脳の血管がうすくなり出血しているのではないか。

ドラ・ゲームスも、ピーター・スーベルトも、当時の不安な空気をよく覚えている。

エラン社の役員でもあったハーバード大学のデニス・セルコーによれば、フェーズ3の投与量を決める会議で、デール・シェンクが、2ミリグラムをさらに1ミリグラムに下げることを提案したのだという。

デールは、ＡＮ1792の治験の際に脳炎の副作用を起こした患者のことを本当に心配していた。だから、バピネツマブではその轍を踏みたくなかったのかもしれない。

治験のサイトのうちのひとつであるブリガム・アンド・ウィメンズ病院のレイサ・スパーリングは、後にフェーズ2でのＡＲＩＡを調査した論文で、このようにのべている。

「画像異常の原因は、わからないがおそらく、血管のアミロイドに関係している」

エラン社の野放図な経営

デール・シェンクやピーター・スーベルト、ドラ・ゲームス、リサ・マッコンローグ、きら星のようなアセナ・ニューロサイエンス出身の科学者たちにとって不幸だったのは、アセナを買収したのがエラン社だったことだ。

エラン社はもともと薬の流通を専門にしていたアイルランドの会社だった。それがアイルランドという国自体が、バブルでふくらんだ九〇年代に大きくなった。

総合製薬会社をめざして買ったのが、サンフランシスコで、ＰＤＡＰＰマウスなどの成果をだし、今後もっとも伸びる分野と考えられていた神経の薬に特化した医療ベンチャーのアセナ・ニューロサイエンスだった。

エラン社とアセナ・ニューロサイエンスの組みあわせは、エリート騎士団を手にいれた、愚鈍な領主といった感じだった。

アイルランド人たちはサイエンスのことには介入しない。

デール・シェンクやドラ、ピーターらは、時々アイルランドに出かけていったが、表敬訪問以上のものではなかった。アセナ・ニューロサイエンスはそっくりそのまま、エラン社の開発部門になったのだ。しかも干渉されない。

エラン社のマネージメントは野放図だった。

まず会計スキャンダルが出た。

エラン社は五五のジョイントベンチャーの会社をつくっていたが、出資する株を二〇パーセント以下にしていたことで、これらのジョイントベンチャーの赤字を簿外にしておくことができた。さらに、これらのジョイントベンチャーとライセンス契約を結び、このライセンス料金をえることでエラン社の収入自体をふくらませていた。

このことがＳＥＣの調査によって明るみにでると、株価は九五パーセントも下落した。それに二〇〇二年のＡＮ１７９２の治験の中止がおいうちをかけたということはすでに書いた。

この結果、経営陣は総退陣し、ケリー・マーチンという男がメリル・リンチからＣＥＯになったのが、二〇〇三年の一月である。この時点で、エラン社には、二億四〇〇〇万ドルの借り入れがあった。

ケリー・マーチンは、製薬業界のことは何もわからなかったが、投資銀行流のマネー・ゲームでこの危機をのりこえようとしたこともすでに書いている。パイプラインにかかえる新薬の権利をつぎつぎに売るというやりかただ。

二〇〇七年一二月からフェーズ３の治験が始まった。

治験はふたつのグループにわけて行うことになった。ＡｐｏＥ４という遺伝子がアルツハイマー病の発症に関係するとされていたが、それをふたつもつ患者が、フェーズ２でＡＲＩＡを起こした率が高かったことからこのグループの最高の投与量は１ミリグラムまで下げられた。そうでない患者は、最高投与量は２ミリグラム。

ＡｐｏＥ４をもった患者のグループの治験は、アメリカの一七〇の治験サイトで行われ、遺伝子をもたないグループの治験はアメリカが一九五サイト、海外がカナダ、ドイツ、オーストリアなどをあわせて二一八サイトで行われる大規模な治験となった。参加者は前者が一〇九〇名、後者が一一一四名。

エラン社は、すでにフェーズ2の時点で、薬の権利の五〇パーセントをワイスという別の製薬会社に売って、治験の費用を折半していた。フェーズ3では、さらに多くの金がかかるために、さらに二五パーセントのバピネツマブの権利をジョンソン・エンド・ジョンソンに売却した。ワイスがファイザーに買収されたことによって、治験は、ジョンソン・エンド・ジョンソン、ファイザーの二社によって行われることになる。

エラン社は、もう大規模な治験を動かすだけの経営基盤を失っていた。

そのフェーズ3にラエ・リン・バークは参加したということになる。

フェーズ3が始まるとＡｐｏＥ４を持っていないグループの中でも2ミリグラム投与のグループでＡＲＩＡの副作用があいついだ。治験委員会は、患者の安全性を鑑み、ＡｐｏＥ４を持っていないグループの最高投与量も1ミリグラムにまで引き下げることを途中で決めたのである。

こうしてバピネツマブのフェーズ3は最高投与量をフェーズ2の半分の量で行うようになったのだった。

主要参考文献・証言者

Reisa Sperling, Peter Seubert, Dora Games, Lisa McConlogue

A Single Ascending Dose Study of Bapineuzumab in Patients with Alzheimer Disease, Ronald S Black, Reisa A Sperling, Beth Safirstein, Ruth N Motter, Allan Pallay, Alice Nichols, Michael Grundman, Alzheimer Disease & Associated Disorders, April-June 2010

A Phase 2 Multiple Ascending Dose Trial of Bapineuzumab in Mild to Moderate Alzheimer Disease, S Salloway 1, R Sperling, S Gilman, N C Fox, K Blennow, M Raskind, M Sabbagh, L S Honig, R Doody, C H van Dyck, R Mulnard, J Barakos, K M Gregg, E Liu, I Lieberburg, D Schenk, R Black, M Grundman, Bapineuzumab 201 Clinical Trial Investigators, Neurology, 2009 Dec 15

第14章　パピネツマブ崩れ

1ミリグラムまで投与量をさげられたパピネツマブのフェーズ3。リサ・マッコンローグは投与量がこんなに低くては効かないのではと不安になる。親友のラエ・リンは治験に入る。

ラエ・リンは、二〇〇八年八月までSRIインターナショナルに勤めたが、職場でアルツハイマー病のことを明らかにしたのは、退職のパーティーの時のことだった。

ラエ・リンにとっては、科学と離れることは何よりも辛いことだった。夫はUCSFで研究を続けている。自分だけが家にいなくてはならない。

ラエ・リンは、こうしたなかで新しい生きがいをみつけようともがく。

週に一度、アルツハイマー病の患者の集いに出てみることにした。

そこで行われているのは、写真をとることだったり、陶芸をすることだったりした。動物愛護協会での簡単なボランティアというのもあった。

ラエ・リンはそうした画一的なアルツハイマー病患者の扱いに腹がたった。

ある日のミーティングで堪えきれずにこう発言する。

「これは間違っている。私たちは闘士にならなくてはならない。戦わなくてはならない。自分は研究者としてHIVのワクチンについて研究していた時に、患者の団体とも接した。彼らは戦って、自分たちの病気についてもっと積極的な治療をするよう要求をして、その地位を勝ち取った。我々は自分たちの病気について、もっと人々の理解を得るよう努力しなくてはならない」

ラエ・リンは、様々なところに出かけて積極的に講演をし、自らの病気のことを語るようになる。

自分が開発を手伝ったアルツハイマー病の根本治療薬の第二世代の治験に入っていることも、積極的に明らかにした。

そうした姿は、後につくられた映画『アリスのままで』のモデルともなった。

こんなに低くて効くのだろうか？

ＵＣＳＦ時代からの親友であるリサ・マッコンローグは、ラエ・リンが科学のことになると、ほとんど病気を意識できないクリアな思考を展開することに驚愕していた。

が、奇妙なことに日常のちょっとしたことができないのだ。

レストランでリサが、自分のキャリアについて相談をすると、的確このうえないアドバイスをする。が、勘定を支払うというだんになって、そもそもその支払い方がわからない、といった具合だ。

科学者たちのパーティーにも、ラエ・リンは引き続き出席していた。そこで、話しかけられる。そこでのうけこたえは見事だ。が、家への帰り方がわからない、といったことがおこる。

リサ・マッコンローグは、バピネツマブのフェーズ3の最高投与量が2ミリグラムから1ミリグラムに下げられたことを聞いたとき、低すぎるのではないかという不安を感じていた。

しかし、このことをいちばんよくわかっていたのが、ラエ・リンだった。この薬は効いていない、そうラエ・リンはわかっていたとリサは言う。

ＡＤＡＳ－ｃｏｇなどの認知機能を測る検査の数字はおちていなかったが、夫のレジス・ケリーはその秘密を知っていた。検査の前日、ラエ・リンは質問項目を予測して練習をしていたのだった。

治験は、二〇一二年六月まで続く長いものになった。

コードブレイクの行われる二〇一二年七月。

エラン社はあとのない状況になっていた。

株価はあいかわらず低く、株主の不満は高まっていた。メリル・リンチからきたＣＥＯのケリー・マーチンはプライベートジェットで西海岸と東海岸を行き来していたが、これが無駄遣いだとして非難された。

しかし、まだバピネツマブがあった。

エラン社にとって、デールたちにとって、ファイザーとジョンソン・エンド・ジョンソンの治験の結果は、自分たちの将来を決するものだった。

新聞は、「エラン社は宝くじのチケットをまだ持っている」とはやしていた。

もう自分はアルツハイマー病の研究は続けられないかもしれない

ベイエリアにあるデール・シェンクの家は平屋だ。

二人目の妻リズ・シェンクと一九九八年六月に結婚、息子が二人いた。一階のリビングには、グランドピアノとチェスボードがある。

シェンクの日常は決まっていた。朝五時半に起きたあと、コーヒーを一杯飲む。そのあとリビングにあるチェスボードで一人チェスをする。チェスが一段落したところでラボに向かう。夕方帰ってくると二人の息子がまとわりついてくる。その日何があったかを、二人がいきせきって話すのにニコニコしながら耳を傾ける。夕食の時間までに、ピアノを弾くこともある。

二〇一二年七月二三日のその日も夫は、普段どおりの時間に帰ってきた。子ども二人がまとわりつく。が、デールのその顔がいつもと違っていた。激しく落ち込んでいるように見えた。

リズは、子どもたちを制して、夫に「ワインをもってこようか」と言った。

リビングに夫をつれていき、ワイングラスをだしてワインを注ぎ、「どうしたの」と話を聞いた。

この日、ファイザーが、治験の結果を発表していた。詳細はまだ発表されていなかったが、治験にかせられていた目標をどれも達しておらず、効果はない、という結果だった。

代表的な治験サイトのひとつだったブリガム・アンド・ウィメンズ病院のレイサ・スパーリングはニューヨーク・タイムズの取材にこたえてその結果をこのように表現していた。

「治験にあらかじめ設定された目標は達成できず、認知機能に対する効果も、身体的な効果もどのような治療効果もなかった」

どのような治療効果もなかった！

夫はどんなときでもほがらかで楽天的だった。

知り合ったのは、自分が日本から帰ってきた九七年のことだった。三月にマインドフルネスのサークルで出会ったが、このとき、自分は夫が、どこかの金持ちの家系でその遺産で暮らしているボンボンかと思っていた。ポルシェをのりまわし、いつでも自分をデートに誘ってくれる。それが、あるパーティーで初めてアルツハイマー病の研究者だということを知った。

家族を聞いてみると、庶民の出で父親は消防士、母親は新聞記者、子どものころから機械いじりが好きだったということを知った。実際に、リズがデールにほれたのは、引っ越しの手伝いをしてもらった時だった。新しい家に家具がボックスで来ていた。リズはそれまで家具が予め備えつけてある家にしか住んだことはなかった。日本で洗足学園音楽大学の英語の講師をしていた時に住んでいた家も、あらかじめ家具が備えつけてあった。

「家具はどこ?」とリズが聞くと、デールは「家具は箱でくるもんなんだよ」といってその箱をあけ始めた。そして一日かかって、家具を組み立て、新しい家に収めていったのだった。

知り合って一年で結婚。最初の子どもマックスは、一九九九年五月。次の子どもサムは二〇〇二年一二月に生まれた。

いつだって夫は、確固とした信念と自信をもって仕事をしていた。ところが、その日は違ったのだった。夫がこのような辛い表情をしているのを見たことはない。

デール・シェンクは、自分が職業人生のすべてをかけてとりくんできた薬が駄目になったことを、その夜、妻に語ったのだった。

「自分はこの薬の開発に一二年かけてきた。ワクチン療法の開発から数えれば二〇年ちかく、この病気の根本治療薬開発にとりくんできた」

バピネツマブは、エラン社の最後の希望だ。この薬が駄目だということになれば、もうエラン社での仕事は続けられないだろう。それどころか、と暗い顔でこう言ったのだった。

「もうアルツハイマー病の治療薬にかかわることはできないかもしれない。研究者たちの将来も心配だ」

全開発部門を閉鎖

バピネツマブの開発が中止になって一週間後のことだ。リサ・マッコンローグが、エレベーターに駆け込むと、デール・シェンクがいた。マッコンローグはそのときオックスフォード大学とあるプロジェクトをしていたが、その件での相談ということで、デールに話しかけた。サイエンスのことになるとデールの顔は輝く。エレベーターをおりてしばらく話をした。バピネツマブの開発中止のニュースにデールはまいっているかと思ったが、すっきりとしているようで安心をした。

しかし、後から考えると、デールはすでに翌日の報せを知っていたのだった。明るく対応してくれたそのときのデールの心境を思うと、リサは今でもたまらなくなる。

翌日、CEOのケリー・マーチンがニューヨークからプライベートジェットでベイエリアにある開発部門にやってきた。

全研究員が、開発部門のあるビルの一階の大きなホールに集められた。らせん状の階段があり、アルツハイマー病の患者の描いたモダンアートが飾られている豪奢なスペースだった。

そこでケリー・マーチンは全研究員にこう告げたのだった。

「たいへん残念なことだが、サンフランシスコにある開発拠点は全て閉じることになった」

バピネツマブの失敗でこれ以上、ここをかかえていけないこと。研究施設もビルもすべて売却するということが話された。

二〇〇人以上いる研究者でそのことを予想した研究者はいなかった。研究施設を閉じるということは、自分たちも人員整理の対象になるということを意味していた。

リサも、ドラも、ピーターもそのＣＥＯの宣告を呆然と聞いていた。

私たちは明日からどうすればいいの？

このようにして、アセナ・ニューロサイエンスの創立の一九八七年以来、ずっと続いてきた「科学者の楽園」は終わりをつげたのである。

主要参考文献・証言者

Lisa McConlogue, Peter Seubert, Dora Games, Elizabeth Schenk. Dennis Selkoe, Regis Kelly, Reisa Sperling

Alzheimer's Drug Fails Its First Big Clinical Trial, by Andrew Pollack, The New York Times, Jul 23, 2012

Two Phase 3 Trials of Bapineuzumab in Mild-to-Moderate Alzheimer's Disease, Stephen Salloway, M.D., Reisa Sperling, M.D., Nick C. Fox, M.D., Kaj Blennow, M.D., William Klunk, M.D., Murray Raskind, M.D., Marwan Sabbagh, M.D., Lawrence S. Honig, M.D., Ph.D., Anton P. Porsteinsson, M.D., Steven Ferris, Ph.D., Marcel Reichert, M.D., Nzeera Ketter, M.D., et al., for the Bapineuzumab

301 and 302 Clinical Trial Investigators, The New England Journal of Medicine, January 23, 2014

第15章　アミロイド・カスケード・セオリーへの疑問

アミロイド斑は原因ではない結果である。そう言ってまったく別のアプローチをとろうとした日本人科学者がいた。が、その支流は大きくはならず涸れてしまう。その一部始終。


バピネツマブの治験中止についてはスキャンダルのおまけがついた。

フェーズ2の治験委員会の長をしていたミシガン大学のシドニー・ジルマンが、治験の内容を、正式に公表する一二日前に、ヘッジ・ファンドの経営者マシュー・マートーマに話し、マートーマは、その情報を得たことで、エラン社とワイス社の株を売り、二億七六〇〇万ドルの損失を防いでいた。それがFBIの知るところとなり、マートーマが逮捕されたのだった。

ジルマンは、長年ウォール・ストリートの複数のヘッジ・ファンドのコンサルをやって莫大な収入を得ていた。

シドニー・ジルマンは、捜査に協力することで逮捕はされなかったが、しかし、そのニュースが明るみに出ると大学の職を失い、それまでアルツハイマー病であげた名声は無に帰した。

しかし、科学者たちにとって、このスキャンダルよりも大きな問題は、抗体薬の治験で治療的効果が認められないということだった。ジルマンが漏らしたフェーズ2の結果も、治療の側面では期待されたような結果は出ていなかった、ということをヘッジ・ファンドに漏らしていたのである。

バピネツマブのフェーズ3の結果が発表された翌月、イーライリリーが、ソラネズマブの第三相治験の中止を、「治療効果を達成していない」として発表していた。ソラネズマブは、アセナ・ニューロサイエンス時代に、デール・シェンクとピーター・スーベルトがPDAPPマウスで開発をしていた「266」という抗体を「ヒト化」したもので、エランに買収される際に、イーライリリーに権利を売却したことはすでに書いた。

アミロイド・カスケード・セオリーにのった抗体薬のロジックはこうだ。

アミロイド・カスケード・セオリーによれば、アミロイドが脳の中にたまっていき、凝集し、ベータシート構造になって、脳に沈着する。これがアミロイド斑（老人斑）で、それがたまってくると、神経細胞内に、タウが固まった神経原線維変化が生じてくる。そうすると、神経細胞が死んで、脱落する。それがアルツハイマー病の症状をおこす。

であれば、そのカスケードの最初のドミノの一枚を抜いてしまえばよい。アミロイドが凝縮したものを脳内からとりさってしまえば、カスケードは起きないはずだ。

アミロイドを直接注射することで、生じる抗体によってとりのぞくという「ワクチン療法」で、実際に、マウスの脳からアミロイド斑が消え去ったという報告を、シェンクらがネイチャー誌に一九九九年に発表したことはすでに書いた。二〇〇〇年代の初頭は、「アルツハイマー病の根本治療薬」が明日にでもできるような熱狂に、学界も、ジャーナリズムもウォール・ストリートもわいた。

実際AN1792が失敗したあとの二〇〇二年一二月に、シェンクやドラ、ピーターをサンフランシスコの研究所に私は訪ねているが、その熱気をじかに感じることができた。彼らは、自信をもってこのアプローチの革新性を話し、開発中の抗体薬の可能性について語ったのだった。

が、二〇一〇年代になって、最初に治験に入ったバピネツマブやソラネズマブで効果が得られなかったという治験結果が出てくると、ウォール・ストリートやジャーナリズムは、強い疑問をもちだす。

そもそも、アミロイド・カスケード・セオリーは正しいのだろうか？

一九九〇年代から、アミロイド・カスケード・セオリーに疑問をていする研究者はごく少数ながらいた。

本章ではその違う道筋からアルツハイマー病にいどもうとした一人の日本人科学者について書くことにしよう。

細胞内信号伝達からのアプローチ

「アミロイド斑というのは、宇宙人科学者からみたアーリントン墓地の墓石のようなものだ。墓石をとりのぞいても遺体は生き返らない」

そのように主張していたのは、東大の第四内科から一九九二年にハーバード大学医学部の准教授に抜擢された西本征央《いくお》という男だった。

東大の第四内科というのは、ホルモンなどの内分泌系が専門の教授がもっていた科だった。そこに師事した西本はまったく別のアプローチからアルツハイマー病をとらえるようになる。ホルモンの内分泌系では、細胞における信号伝達を重視する。西本もそこに着目した。細胞膜から核への信号伝達は、八〇年代に興隆した研究分野だった。

Gタンパク質がとりわけ重要だった。というのは、この物質がアドレナリンの受容体やインスリンの受容体にもくっついてシグナルをだして、細胞内の情報伝達の役割をになっていたからだ。そのGタンパクが、Aβがきりだされる APP にもくっつくのではないかと考えたのが、アルツハイマー病の研究に入るきっかけだった。

Gタンパクは、細胞膜を七回貫通しているものにしかくっつかないとされていたものを、一回しか貫通していない APP にもくっつくとしてネイチャーに論文を投稿、採用される。

不夜城の研究室

東大の第四内科は今はもうない。護国寺の東大病院の分院にあり、西本の研究室は便所のとなりにある狭くて汚い研究室だった。

しかし、西本は猛烈な個性で、この研究室をひっぱった。

西本の研究室は不夜城とよばれた。

西本自身は、「ハーバードの連中は睡眠五時間で研究をしている」という話をきき、それでは自分は睡眠三時間で研究しようと、研究室にゴザを敷いて寝泊まりしていた。

朝八時から実験を始めて、終えるのは翌日の明け方の四時、三時間の睡眠のあと、また八時から実験を始める。ノーベル賞学者は週一〇〇時間実験をしていると聞き、週一二〇時間働くようにしている。

そしてこの誰もマークしていない研究室から、セルやネイチャーの論文が次々と出るのである。

Nishimoto who?

またたくまにその名は広がり、ハーバードの准教授にスカウトされた。

西本は、アミロイド斑（老人斑）は、病気の原因ではなく結果だと考えていた。

そしてアミロイド・カスケード・セオリーとは、まったく別個の方法でアルツハイマー病を探ろうとしたのである。他の研究者がAPPがきりだされる外のAβに注目をしていたところ、細胞膜の中に残った部分に注目した。そこにGoタンパクがくっつくことで、シグナルが出て、神経細胞死をうながすアポトーシスがおきるのではないか、と考えた。

一九九三年にネイチャーに、まずAPPにGoタンパクがくっつくことを証明したと発表。

一九九六年には、サイエンス誌に、神経細胞死までふみこんだ論文を発表した。

「僕はな、オリジナリティっていうのは勇気やと思うねん、他人がやれへんようなことをとことん追求していくことなんや」

こう西本は同僚の研究者に語っている。

「ヒューマニン」の発見？

しかし、まったくの別アプローチをとる西本に対する主流派の扱いは冷たかった。

西本自身も、自分の仮説に固執するあまり、配下の研究員に、その仮説にそったような結果を出すよう圧をかけていたと証言する部下もいる。

「そうなるやろ、どうや、ほらなったやないか」。ということだ。

西本についてハーバードに行った同じ第四内科出身の岡本卓《たかし》は後にそうした西本の資質につ

いて次のようなエピソードを私に語っている。

赴任したハーバード大学には、プレセニリン2を発見したルドルフ・タンジがいた。

「最初は、まったく別のアプローチで画期的な成果を出した研究者として西本に接していた。しかし、実験をしてみて、再現できないことがわかると、とたんに冷たくなった」

タンジらが問題にしたのは、西本がネイチャーに発表した一九九三年の論文だった。そして西本自身は、わずか四年でハーバードのポストを失い日本に戻ってくる。ポストを失ったのは、西本のやった研究の再現性がとれない、ということがハーバード内で攻撃されたからだと岡本は証言している。

東京大学に戻ることを希望したが、ハーバードでの噂が影響し、ポストを得られなかった。慶應義塾大学医学部の薬理学教室の教授に就任する。

落下傘で慶應におりたったわけで、苦労も多かった。

そのなかで、西本によくついていった千葉知宏（当時院生）によれば、論文を有力誌に投稿する際にも、かならずカバーレターに、「セルコーやタンジのところには行かないようにしてくれ」とわざわざ書いていたのだという。アルツハイマー病の研究だからといって、アミロイド・カスケード・セオリーを信じる主流派のデニス・セルコーやルドルフ・タンジには論文の査読をさせるな、ということを編集部に念おししているのである。

慶應大学で、西本は、アミロイド・カスケード・セオリーとはまったく別のアプローチでアルツハイマー特効薬をつくろうとした。

カスケード・セオリーにのった創薬は、その最初のドミノの一枚のアミロイド斑をぬく、というものだ。しかし、アミロイド斑は病気とは関係がないのではないか。アルツハイマー病の症状がでるのは、神経細胞が死んで脱落していくからだ。そこをとめればいい。

脳の中でも海馬や前頭葉といった場所でこの脱落は起きるが、後頭葉では起こらない。なぜだろう？　それは、後頭葉に神経細胞死をふせぐ何らかの物質があるからではないか？

この後頭葉から、二四個のアミノ酸からなるタンパク質の物質を発見したとして「ヒューマニン」と名付け、二〇〇一年五月二二日発行の米科学アカデミー紀要に発表した。

この「ヒューマニン」の発見は、日本のマスコミで大々的にとりあげられた。

同日の読売新聞は一面トップで

「アルツハイマー病発症を防ぐ物質発見」

「原因遺伝子使用し実験　脳細胞壊れず」

「慶大教授らマウスで確認」

と報じた。

が、すぐに、この「ヒューマニン」という物質の遺伝子配列が、ありふれたミトコンドリアDNAと同じだという指摘が、他の科学者からでた。しかも、そのことをこの論文の主文に書かず付属データのひとつにさりげなく「人間のミトコンドリアDNAの遺伝子配列と99パーセント同じ」と記してあることも、必要以上に成果をフレームアップするための姑息な手段だと非難された。

このころ、東京大学の後輩で、薬学部の教授だった岩坪威《たけし》は、西本に「研究室に実験を見に来てほしい」と言われている。西本は研修医時代の指導教官だった。

岩坪も医学部に残れず薬学部に出された研究者だったが、そこで、Aβ40と42のモノクローナル抗体を使って、Aβ42の病原性を立証するという画期的な仕事をし、押しも押されぬ若手のアルツハイマー病研究の旗手となっていた（後に井原康夫の研究室をついで大学院医学研究科の教授になる）。二〇〇二年当時、デール・シェンクも、「若手であれば岩坪」と太鼓判をおしていた気鋭の学者だ。

西本は、高校二年生の時に、父親を交通事故でなくした交通遺児だ。あしなが育英会の奨学金で苦学して東大医学部を卒業して医者になった。その西本の猛烈な個性に、岩坪はひかれながらも、ヒューマニンの論文はオーバーステートメントではないかと考えていた。

が、岩坪は西本との友情にめんじて、慶應の西本の研究室をこのとき訪れている。

「ヒューマニン」で批判にさらされる西本にとって、岩坪が研究室で実験を見てくれたという事実が大事だった。

真理もはじめは常に少数派である

西本は慶應大学の教授に就任する際、病院ニュースに「教授就任にあたって」と題してこんな一文を寄せている。

〈私の尊敬する人の言葉に『真理もはじめは常に少数派である』とある〉

〈独創とは何かが不明な中で、しかし一つはっきりしていることは、独創は必ず人と異なる考えから始まるということである。私がやはり尊敬する人の言葉に『独創的な仕事を求めるな』とある。その通りで、必要もないのにわざわざ人と異なる考えをするのは時に害ですらある。しかし、必要のあるとき周りとは異なる考えができ、勇気を持って少数派となり、その考えを発展させられること、私はこれこそ真理を見破る研究をするために必須だと信じている〉

西本はノーベル賞を本気でとろうと思っていた。灘校で同級生だった後の神奈川県知事黒岩祐治はフジテレビのキャスター時代、ハーバード赴任前の西本から分厚い封書をもらっている。灘校卒業以来二〇年ぶりの手紙だった。そこには乱れた字で、自分はハーバードでノーベル賞をとると書いてあった。黒岩は怖くなってしまい返事を書かなかった。

また、岩坪と同様に、東大の研修医時代に西本と知り合った森澤雄司は西本がこんなことを言っていたのを覚えている。

「ノーベル賞をとったような仕事でも後から見たら半分くらいウソやねん。そやからなワシはノーベル賞を三つぐらいはとらんとあかんねん。三つとったら一つぐらいあげるわ」

西本は、アルツハイマー病研究の異端であった。

自ら異端であることを恐れず。

が、この独創的であるということと、研究が大きくなっていくか、ということは時に二律背反する。

研究は、米国であればＮＩＨのグラントなど大きなグラントをとることが必要だ。日本でも同じ。しかし、研究がまったく独創的なもので、いわゆる主流の考えを外れたところでやっているものだと、判断をする側が、主流の考えにのって判断をするので、資金をえることが難しくなる。そして、そうした環境で資金を獲得しようとするために、どうしても無理をする。西本も、自説正しさを信じたいあまりに、実験の結果が左右されているのではないか、左右されてるまではいかなくとも、誇大に喧伝しているのではないかと見られたのである。

そして、研究においては、その分野に人が集まりお金が集まることが必須のことなのだ。

このお金と人の面で西本は苦境にたたされることになる。

西本は、厚生労働省から年間億単位の予算を確保し、慶應のラボを運営していた。

ヒューマニンを発表した次の年の予算も内定していた。ところが、厚生労働省の役人から、ラボのゼネラルマネージャーをしていた吉田知以《ともい》のところに電話がかかってきた。

「六年目はないのでそのつもりで」

知以は絶句したという。

その役人に聞くと、ヒューマニンへの批判を重大視した大御所からの指摘で打ち切らざるをえなかったのだという。

予算をきられて研究室はとたんに運営に窮した。

西本や吉田知以が駆け回ってノエビアなどの会社からお金を出してもらうことになったが、ポスドクを何人もきり、試薬も買えなくなった。外部に委託していた実験器具を洗う仕事もラボのメンバーがやらなくてはならなくなった。それが二〇〇一年、二〇〇二年の状況だった。

西本は疲弊する。

そしてその体には病魔がしのびよっていたのである。

スキルス性胃がん

二〇〇三年一月、西本は胃の激しい痛みを覚えて、財団法人船員保険会せんぽ東京高輪病院に、入院した。

もともと東大時代の同級生がいた縁でかよっていた病院だったが、その同級生が検査をしてみた。

スキルス性胃がん。肝臓にも転移していることがわかった。

ラボのマネージャーをしていた知以は、西本とは大学時代からのつきあいだった。西本は他の女性と結婚をして二人の娘をもうけたが、結婚生活はアメリカのころから破綻していた。別居も六年におよんでおり離婚が成立したばかりのころだった。

知以は、その同級生に「どうするの、西本に言うの？」と聞いたが、同級生は「そりゃ言うさ。医者だもの。隠してもしかたない」

西本と知以の二人で、診断を聞いた。西本は予期していたのか淡々と診断を聞いていたという。

そしてその夜に病室で知以は西本のプロポーズをうける。

「残りの時間を君と一緒に過ごしたい。結婚しよう」


西本はもともと臨床から基礎研究の道に入った。西本は臨床の現場でも患者を救うために、独創的な方法を様々に試みた。

岩坪の研修医時代、西本はすい臓がんの患者をよく診察していた。他でみはなされた患者を局所動脈療法をやろうと、当時それが唯一できた半蔵門病院にうつしてやったりした。岩坪は西本の「患者を救おう」という情熱に圧倒された。

そのうちに、西本は背景にある病気の根本的な治療法をみつけ、もっと多くの人を救いたいとして基礎研究に入ったのだった。

だから、研修医を指導する際には、目の前の患者を中心に思考しながら、一方で同じ病気で悩む何万人もの人がいることを想像しながら治療し、いつかはその患者全体に貢献できるよう、研鑽せよと励ました。

日々衰えゆく病床で、西本は「ヒューマニン」が根本治療薬となることを夢見て仕事を続けた。千葉から「ヒューマニン」のマウスの実験の報告をうけ、知以の介添をうけながら論文を書いた。

詩《うた》をやめはしない

二月には築地のがんセンターに入院した。

朝、病院の売店があくと、知以が朝刊を買ってくる。それをベッドのうえで読むのが朝の日課だった。

二月一七日の朝、「はい、朝刊」と知以が朝日新聞を渡すと、ベッドのうえにあぐらをかいて、一面から読み始める。

知以はパソコンで研究室からのメールをチェックしていた。嗚咽が聞こえたので、西本を見ると、その体が震えていた。

その日の天声人語は、一九四五年に二三歳で戦死した竹内浩三の未発表原稿のことが書いてあった。入営直前に詩集の余白に浩三が書きつけたその詩にはこうあったという。

たまがおれを殺しにきても
おれを詩《うた》をやめはしない
飯ごうにそこ（底）にでも

爪でもつて詩をかきつけやう

その詩を読んで、西本は、ぼろぼろと涙を流しながら一言こう言ったのだった。

「生きたい」

知以は西本の手をとってともに涙を流した。

天声人語には、「ながいきをしたい」で始まり「ぜひとも、ながいきをしたい」で終わる別の詩も紹介されていた。

西本は生きたかった。

生きて、アルツハイマー病の根本治療薬を開発し多くの患者を救いたかった。

どんなことがあろうと、おれは自分の詩をやめはしない。

飯ごうのそこ（底）にでも爪ででも詩をかきつけたかった。

研究を続けたかった。

スキルス性胃がんの進行は早い。五月にはいちどは研究室に出てくるまで回復した西本だったが、やがて意識混濁におちいった。

混濁する意識の中で、治療薬を送り出そうとうわ言を繰り返していた。

二〇〇三年一〇月一七日、永眠。享年四七歳。

涸れた支流

西本知以は、西本が亡くなった後のアルツハイマー病研究の学会で、ある学者が、壇上でこのような発言をするのを聞き、悔しい思いをする。

「アミロイド斑が墓石にすぎないと言っていたばかな奴もいたがなあ」

西本が亡くなることで、アミロイド・カスケード・セオリー以外の道は閉ざされていく。まず西本が後継と見込んでいた研究者が教授選で敗れ西本のポストをつげなかった。

このことで研究室は完全に雲散霧消した。

千葉は、マウスでの有効性を示して、それをプルーフとして製薬会社をまわったが、反応は冷たかった。「ヒューマニン」は肉などのタンパク質と同様に胃で分解されてしまうことが最大の弱点だった。製薬会社は、その点を指摘し、相手にしてくれなかった。胃で分解されるということは経口投与ができないということだ。


慶應時代の弟子以外には東大第四内科から一緒にハーバードにいった何人かの若者がその流れをつぐように見えた時期もあった。

このうち岡本卓は、ハーバードの西本の研究室が閉じられたあと、クリーブランドクリニック財団ラーナー研究所というところに巨額のグラントをとってうつり独立した。さらに理化学研究所に一九九九年に移籍して、アルツハイマー病研究のチームを率いることになった。

岡本もまた、アミロイド・カスケード・セオリーを疑った研究者のひとりだった。

カベオリンというタンパク質に注目する違うアプローチの研究をおこなっていた。が、理研に戻ったあと、クリーブランド研究所時代に、遺伝子を盗み出したという容疑でＦＢＩから告発をうける。これはまったくの冤罪であったために、東京で行われた引き渡しの裁判で身柄を米国に引き渡すことにはならなかったが、この事件をきっかけに、アルツハイマー病研究の一線からは身をひいた。北海道のオホーツクの地域病院の医者として再出発することになり研究の世界からは姿を消したのである。
　他の弟子たちもバラバラとなり、研究をほそぼそと続けたが、やがて研究資金もうちきられた。

主要参考文献・証言者・取材協力者

西本知以、千葉知宏、岡本卓、岩坪威

Alzheimer amyloid protein precursor complexes with brain GTP-binding protein Go, Ikuo Nishimoto, Takashi Okamoto, Yoshiharu Matsuura, Shuji Takahashi, Toshimi Okamoto, Yoshitake Murayama & Etsuro Ogata, Nature, 01 March 1993

G Protein-Mediated Neuronal DNA Fragmentation Induced by Familial Alzheimer's Disease-Associated Mutants of APP, Tomoki Yamatsuji, Takashi Matsui, Takashi Okamoto, Katsumi Komatsuzaki, Shizu Takeda, Hiroaki Fukumoto, Takeshi Iwatsubo, Nobuhiro Suzuki, Asano Asami-Odaka, Scott Ireland, T. Bernard Kinane, Ugo Giambarella, Ikuo Nishimoto, Science, 31 May 1996

A rescue factor abolishing neuronal cell death by a wide spectrum of familial Alzheimer's disease genes and Aß, Yuichi Hashimoto, Takako Niikura, Hirohisa Tajima, Takashi Yasukawa, Haruka

Sudo, Yuko Ito, Yoshiko Kita, Masaoki Kawasumi, Keisuke Kouyama, Manabu Doyu, Gen Sobue, Takashi Koide, Shoji Tsuji, Jochen Lang, Kiyoshi Kurokawa, and Ikuo Nishimoto, PNAS, May 22, 2001

西本征央先生十三回忌記念追悼文集　二〇一六年一二月

『アルツハイマー病とは何か』　岡本卓　角川SSC新書　二〇一四年一月

西本征央がハーバードを辞めた経緯について西本知以は、西本が帰国後、ハーバード受け入れ先の教授が東京にきた際、帝国ホテルで食事をしたことに触れ、「(ハーバードの)当時私は側《そば》にはおりませんでしたが、辞めてもらったような相手を来日の多忙の中、お食事に誘ってはくれないのではないかと思ってしまいます」と述べている。

第16章　老人斑ができないアルツハイマー病

揺らいでいるように見えたアミロイド・カスケード仮説に強力な証拠が現れる。大阪市立大学が発見した「Ｏｓａｋａ変異」と、アイスランドのグループ発見のある遺伝子変異だった。

相次ぐ抗体薬の治験敗退で、アミロイド・カスケード・セオリーは揺らいでいるように見えたが、それを補強する材料も出てくる。

もともとアルツハイマー病は、老人斑と神経原線維変化というふたつの病理から診断をしていた。そこから考えて、老人斑ができて神経原線維変化ができ、神経細胞死するというのがおおもとのカスケード・セオリーだが、二〇〇〇年代にさらに精巧に各段階について検討が加えられていた。その中のひとつに、毒性をもつのはＡβのオリゴマー（十数個あつまったもの）だという二〇〇二年のデニス・セルコーの研究があった。

ＡＰＰから切り出されたＡβは、あつまってオリゴマーを形成する、それがベータシート状をとって固まったものがアミロイド斑（老人斑）だが、毒性を持つのはオリゴマーの段階だというわけだ。この論理からすれば、アミロイド斑は結果でもかまわないということになる。

このセルコーの論文は、シャーレの中の実験で確認されたものだが、そのことを実証する家族性アルツハイマー病の新しい遺伝子が、同年大阪市立大学のチームによって発見された。

それが「Ｏｓａｋａ変異」だ。

このＯｓａｋａ変異は、瀬戸内海のある島にある家系からみつかった家族性アルツハイマー病の遺伝子だ。

これは変わったアルツハイマー病遺伝子だった。

この家系は、たしかにＡＰＰをコードする部分に突然変異がありそのせいでアルツハイマー病が発症しているのだが、重度に進んだ患者にも老人斑ができなかった。

つまりこのＯｓａｋａ変異の発見は、老人斑が毒性をもって神経細胞を殺すのではなく、その前のＡβのオリゴマーが毒性をもつということを意味していた。

きっかけは、二〇〇一年に同市立大学の附属病院にやってきた五七歳の女性の患者だった。担当医は認知症臨床研究センターの嶋田裕之。

二年前から物忘れがひどくなったというその女性の家族歴を聞くとやたらと認知症になった人が多かった。家族性アルツハイマー病を疑った嶋田は、同じ大阪市立大学の森啓《ひろし》の研究室に遺伝子を調べてほしいと頼んだ。

実際に遺伝子を調べたのは同研究室の富山貴美だった。

富山は、帝人出身の研究者で、一九九八年に井原康夫の弟子筋にあたる森の研究室にきた。当時の身分は講師。

患者の血漿からとったサンプルを実験助手にわたして遺伝子シークエンサーにかけた。その実験助手が、結果が出たというので「机の上においておいて」と言いあとで見ようとした。その助手が帰ったあと、そのプリントアウトをゆっくりと見ていった。

どうも、正常のものと違うような気がする。それで正常なものと比べた。そうするとＡＰＰをつかさどる遺伝子の６９３番目のコドンがスポッと抜けていることがわかった。正常な遺伝子であれば、ここはＧＡＡとなる。それがない。

「新しい変異をみつけた！」

興奮して叫び、ＧＡＡが抜けたプリントアウトにdeletion!（抜け！）と書き込んだ。

そこにいた助教授にみせる。

「これはネイチャー・ジェネティクスくらいには載るんじゃないか」

そう騒いでいると、研究室を主宰する教授の森が入ってきた。

「何騒いでいるの？」

「新しい変異をみつけたらしい」

そう言うとこんどは教授が興奮しだした。

森は、プレセニリンの遺伝子特定のレースのころから、新しい遺伝子をみつけたくてたまらなかった研究者だったのだ。

これが二〇〇二年九月二〇日のことだった。

老人斑ができないアルツハイマー病

この変異はこれまでの家族性アルツハイマー病の変異とはいろいろな意味で変わっていた。たとえばこれまでの変異は、プレセニリン1にしても2にしても、父親か母親かのどちらかがその突然変異をもっていれば、五〇パーセントの確率で突然変異が受け継がれる。そしてその突然変異が受け継がれれば、一〇〇パーセント発症する。つまりヘテロで発症する。

しかし、この「Ｏｓａｋａ変異」の場合では、遺伝子が母親か父親のどちらかから受け継が

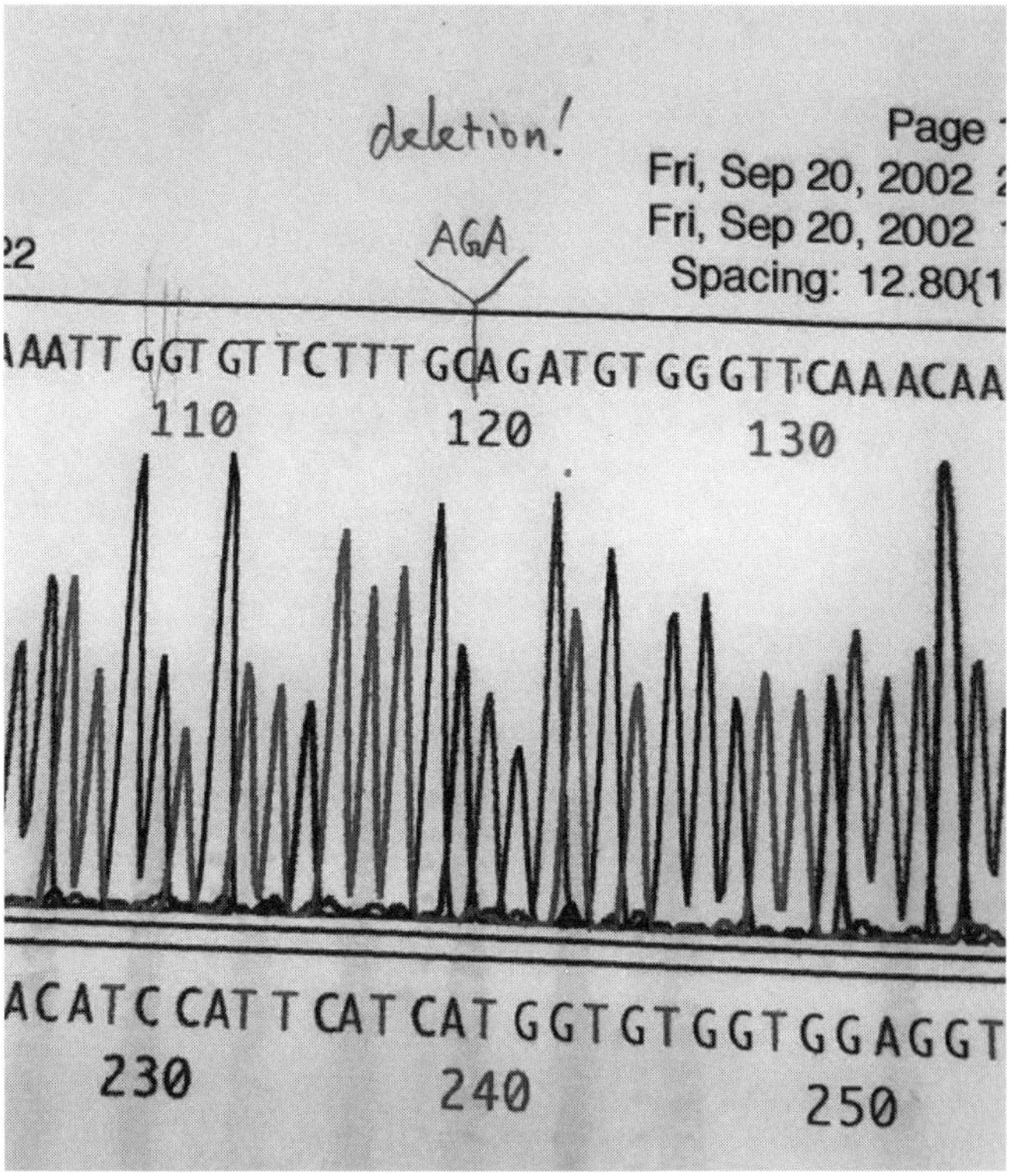

富山が遺伝子シークエンサーの結果をみると、APPをつかさどる遺伝子の693番目のコドンが抜けていた。deletion! の文字を書き込んだ

れても発症はしないのだった。両親ともに、この「変異」を持っている場合にのみ「病気」が受け継がれる。つまりその遺伝子異常がふたつ揃わないと発症しない。ホモだった。

瀬戸内海の小さな島ゆえに近親婚がくりかえされて継承されてきた「家族性アルツハイマー病」だったのだ。だから、この家系の外から嫁や婿を迎えれば、子どもは一〇〇パーセント発症しない。

しかし、そのことが逆に、富山たちがこの新しい変異を論文に投稿する際のネックになった。「老人斑が生じない」というのは、この変異をいれたトランスジェニック・マウスでわかったことだ。しかし、人間の場合に確かにそうなる、というのは剖検をしなければわからない。

嶋田のところに訪れた患者の妹も同じ変異をホモでもっており発症した。しかし、その二人が亡くなった時にと、それぞれの配偶者に剖検をお願いをしても首をたてにふらなかったのだ。

この遺伝子が子どもたちに受け継がれていないのであれば、なぜ妻の脳を解剖しなくてはいけないのか、ということだ。実際、子どもたちも全員遺伝子検査をうけたが、夫はその遺伝子をもっていないので、ホモで遺伝子をもっている子どもはいなかった。

この「Ｏｓａｋａ変異」について、富山は必死に論文を書いて投稿した。ネイチャー・メディスン、ネイチャー・ニューロサイエンス、サイエンス……。

しかし、ことごとくリジェクトされた。

富山は、嶋田に、二人の出身の島に調査にでかけたいのだが、と申し出るが、嶋田は断る。

医者は目の前の患者のことをまず第一に考える。将来の患者のために、と言われても、今困っている人のことをまず先に考える。集落の拒否反応を考えないわけにはいかなかった。

富山は、トランスジェニック・マウスで、まずＡβのオリゴマーが増えていること、老人斑ができないことを証明し、さらに、野生型ヒトタウを発現するマウスとＯｓａｋａ変異を組み入れたマウスをかけあわせたトランスジェニック・マウスで老人斑はできないが神経原線維変化はできて神経細胞死や記憶障害がおこることまでも実証した。

ネイチャー・メディスンに二度目を出したときにはリジェクトの理由として、はっきりと「剖検がとれていない」からだと書かれてあった。

ピッツバーグ・コンパウンドB

二〇〇二年に起こったある技術革新が富山らを救う。

ピッツバーグ・コンパウンドＢである。

ピッツバーグ大学の二人の学者とスウェーデンのウプサラ大学が共同してつくりあげたこの放射性化合物は、アミロイドベータにくっつくのである。この化合物を静脈注射をし、ＰＥＴスキャンでみればアミロイドベータのたまりかたが画像でわかる。つまり剖検せずとも老人斑ができているかどうか、アミロイドベータがたまってきているかどうかがわかるのである。

ウプサラ大学で最初の患者に投与し、投影に成功し診断に利用したのが、二〇〇二年二月。そのピッツバーグ・コンパウンドＢをつかったアミロイドイメージングの装置が、大阪市立大学の嶋田のところにきたのが、二〇〇七年ころの話だった。

そのピッツバーグ・コンパウンドＢを使ったアミロイドイメージングで、患者の脳を見てみると確かに老人斑はできていなかったのだった。

論文は、二〇〇八年のアナルズ・オブ・ニューロロジーにようやく通る。デニス・セルコーに森啓が相談したら、ここなら、と言われた投稿先だった。インパクトファクターはサイエンスの二分の一だが十分な科学誌だ。

最初の査読者のコメントがきた時に富山は「これセルコーじゃないの」と思わず叫んでいる。富山は、森の研究室に入って以来ずっとこの「Ｏｓａｋａ変異」の論文化にとりくんでいた。森の研究室に入ってから一〇年、一本の論文も書いていない。これが駄目だったらば自分の研究者生命は終わりだと思っていたから、通ったというメールが回送されてきた時には、心底ほっとしたという。

家族性アルツハイマー病のコンソーシアム

論文が通ったのは、発見から六年もが経過した二〇〇八年のことだった。

実は論文が通る一年前学会発表でこの「Ｏｓａｋａ変異」のことについて富山は発表し、手応えをえていた。学会発表では論文を出すまえに、さわりを公表して反応を探る。だから、要諦のところはだささない。どこのコドンが抜けているかは発表していないつもりだった。

ところが、発表のあと、「今、変異の発表をしたのはあなたか」と声をかけてきたキャップを後ろ向きにかぶった「若い兄ちゃんがいた」（富山）。

「お前の変異は、ホモでＧＡＡが抜けているんだな」

「なんで知っているんだ」

「だってスライドにあったじゃないか」

そう言われて富山は初めてスライドでその箇所を消し忘れたことに気がついた。

その若い学者は、セントルイスにあるワシントン大学のランディ・ベートマンと名乗った。ベートマンは続けてこんなことを言った。

「家族性アルツハイマー病のコンソーシアムをわたしたちの大学でつくっている。よければ参加しないか」

これが次章で触れるＤＩＡＮ《ダイアン》（Dominantly Inherited Alzheimer Network）というプログラムのことで、この本の最初に登場する青森の家族性アルツハイマー病の家系の人々がもういちど登場することになるのだが、それは先の話、後で語ることにしよう。

アイスランド変異

この「Ｏｓａｋａ変異」以外にも決定的だったのは、二〇一二年七月にネイチャーに発表されたある論文だった。

その論文は、アルツハイマー病になりにくい突然変異を特定したというものだった。突然変異は、Ａβの産出にかかわるＡＰＰの遺伝子に起こっており、この遺伝子をもっていると、アルツハイマー病にかかる確率が五分の一から七分の一になるという。

アイスランドのデコードという会社が一七九五人のアイスランド人の全ゲノム配列を病歴と比較することで、この遺伝子変異を発見した。さらに研究チームは、約四〇万人以上のスカンジナビア人を対象に、この変異を調査した。

この遺伝子をもっているとベータセクレターゼによるはさみが入りにくくなっていた。つまりＡβが産出されにくいということになる。

Aβが産出されなければ、アルツハイマー病にならない。

これはやはり、アミロイドベータが病気のトリガー（引き金）をひいていることの証左だった。

では、なぜ、バピネツマブやソラネズマブは効かなかったのだろうか？

バピネツマブもソラネズマブも軽症（mild）から中等度（moderate）のアルツハイマー病の患者が対象だった。

それでは遅すぎるのではないか？　そして投与量の1ミリグラムが少なすぎたのではないか？

科学者たちは、ピッツバーグ・コンパウンドBをつかった治験の設計の見直しと、投与の時期に着目をしだす。

主要参考文献・証言者

富山貴美、嶋田裕之、岩坪威

A New Amyloid Beta Variant Favoring Oligomerization in Alzheimer's-type Dementia, Takami Tomiyama, Tetsu Nagata, Hiroyuki Shimada, Rie Teraoka, Akiko Fukushima, Hyoue Kanemitsu, Hiroshi Takuma, Ryozo Kuwano, Masaki Imagawa, Suzuka Ataka, Yasuhiro Wada, Eito Yoshioka,

Tomoyuki Nishizaki, Yasuyoshi Watanabe, Hiroshi Mori, Annals of Neurology, March 2008

A Mutation in APP Protects against Alzheimer's Disease and Age-Related Cognitive Decline, Thorlakur Jonsson, Jasvinder K Atwal, Stacy Steinberg, Jon Snaedal, Palmi V Jonsson, Sigurbjorn Bjornsson, Hreinn Stefansson, Patrick Sulem, Daniel Gudbjartsson, Janice Maloney, Kwame Hoyte, Amy Gustafson, Yichin Liu, Yanmei Lu, Tushar Bhangale, Robert R Graham, Johanna Huttenlocher, Gyda Bjornsdottir, Ole A Andreassen, Erik G Jönsson, Aarno Palotie, Timothy W Behrens, Olafur T Magnusson, Augustine Kong, Unnur Thorsteinsdottir, Ryan J Watts, Kari Stefansson, Nature, 2012 July 11

Neurofibrillary tangle formation by introducing wild-type human tau into APP transgenic mice, Tomohiro Umeda, Satomi Maekawa, Tetsuya Kimura, Akihiko Takashima, Takami Tomiyama & Hiroshi Mori, Acta Neuropathologica, 15 February 2014

第17章　発症の前を探る

家族性アルツハイマー病の家系の人々の協力をえて発症前三〇年をさかのぼる。セントルイスのワシントン大学を拠点に始まった国際研究が、発症前の脳内の変化を明らかにする。

アルツハイマー病は、アロイス・アルツハイマーがこの病気を発見した時から、「老人斑」と「神経原線維変化」をその病理として、診断してきたことから、長く発症後の治療が注目されてきた。

が、「発症の前」が重要なのではないか、と考え研究をする科学者はごく少数ながらいた。セントルイスにあるワシントン大学のジョン・モリスはその一人だ。

九〇年代初頭から、神経解剖学者のジョエル・プライスとともに、ごく初期の物忘れで訪れた人々を対象に調査をすすめていた。これらの人々と健常と思われる人々との比較から何かがわからないか、と考えたのだ。

ところが、発見はむしろ、比較対象としていた「健常」と見られた人の中に見られたのだった。認知の面では何の問題もなかった人々が別の病気で死んだ時、剖検をしてみて驚くケースが相次いだのだった。

認知機能の面ではまったく問題がないと思われ、健常人にグループ分けしていた人の中に剖検をしてみると、病理のうえではアルツハイマー病と診断せざるを得ない人がいたのだった。

それは、老人斑と神経原線維変化である。

彼ら、彼女らは、実際には認知機能の面で問題があったのだろうか？　いや、そうしたケースを防ぐために、われわれはごく初期の認知症を検知する新しい評価システムClinical Dementia Rating Scaleを作ったではないか。

われわれは誤診をしていたのではない。

アルツハイマー病は発症する前に、長い期間をかけて脳の中に変化がおこっているのではないか。

これが「アダルト・チルドレン・スタディ」の始まりだった。

九〇年代のモリスとプライスの研究は、六五歳以上を対象にしていた。それでは遅すぎるのでないか。アルツハイマー病が発症するはるか前にわれわれはさかのぼる必要がある。

そう考えて四五歳以上を対象にすることにした。

二〇〇二年に前章でも触れたピッツバーグ・コンパウンドBの発見があった。モリスやプライスのいるワシントン大学のアルツハイマー病研究所でも、二〇〇四年には、ピッツバーグ・コンパウンドBを利用したPET《ペット》スキャンが可能になっていた。

このスキャンを利用すれば、生きている人間の脳内にたまるAβやタウを画像で検知することができる。

NIA（National Institute on Aging）から五年間のプロジェクト・グラントをもらうことになったのが、二〇〇五年。

こうして、両親や近親にアルツハイマー病の患者がいる健常人を募って、Aβやタウのたまり具合を調べる研究が始まったのである。

サンプル数が少なすぎる

ここで、前章に登場したランディ・ベートマンが出てくる。「Ｏｓａｋａ変異」を発見した富山に声をかけてきた「キャップを逆にかぶった兄ちゃん」だ。ランディ・ベートマンは、デイビッド・ホルツマンの研究室で「中枢神経系におけるタンパク質の生産と除去」について研究をしていた。中枢神経系のタンパク質の生産とは、たとえばＡＰＰからＡβが切り出されることだ。除去は、そのＡβを掃除して体外に出していくこと。

この研究の過程で、ベートマンは、ＳＩＬＫ（Stable Isotope Labeling Kinetics）という技術を開発していた。これによってＡβの生産と除去の速度がわかるようになっていた。ベートマンは最初は、孤発性アルツハイマーでこのＳＩＬＫを試していた。こうしたときに、ジョン・モリスからアダルト・チルドレン・スタディの補助的なプログラムとして家族性アルツハイマー病の患者への調査を勧められたのだった。

ベートマンはＮＩＡにアダルト・チルドレン・スタディの補助プログラムとして家族性アルツハイマー病の調査をいれるプロジェクトを申請し予算を獲得する。

このようにして、まずワシントン大学が把握する二〇人の家族性アルツハイマー病の遺伝子をもつ被験者を対象にした調査が始まったのだった。

プレセニリン1、プレセニリン2、ＡＰＰの遺伝子変異をもっている被験者に、ＰＥＴスキャン、ＭＲＩ、腰椎穿刺による脳脊髄液の検査をして、Ａβやタウの様子を調べるのである。

しかし、被験者の数が二〇人では、サンプルの数が少なすぎた。

モリスとベートマンは、国際研究を思いつく。家族性アルツハイマー病の家系を把握している大学病院は世界中にいくつもあるはずだ。

その各国のサイトと連携して被験者の数を増やすことで、確固としたことが言えるようになるのではないか。

ＮＩＡにグラントを申請したのが、二〇〇八年。が、審査する側には、国際研究といってもそもそも被験者の人数が集まるのか、と懐疑的な専門家もいた。

予算はおりるが、レビュアーのコメントにはこうあった。

「すくなくとも二四〇人の被験者を集めることを提案する」

モリスはこのコメントを見てむっとする。二四〇人は集まらないと、考えていることがみえみえだったからだ。

言葉や文化の違いを乗りこえて

最初は、アメリカとイギリス、オーストラリアという英語圏の大学にサイトとなってもらうことでＤＩＡＮは始まった。このネットワークをいかに非英語圏に広げ、被験者の数を増やしていくかが、成否の分かれ目だった。

しかも、言葉や文化が違っても、統一されたプロトコルで検査・観察研究を行わなければならない。これが大変だった。英語圏はまだいい、しかし、非英語圏になると文化の違いからどうしても、統一のプロトコルに訳せないということも出てくる。

たとえばアルツハイマー病の認知機能の検査にＭＭＳＥというスケールがある。この中に春、夏、秋、冬の季節について尋ねる質問がある。しかし、モリスはインドで「インドには雨季と乾季しかない」と言われて絶句する。

こうした困難をひとつひとつ乗り越えて参加国の数を増やしていった。

参加国を増やすのに大いに役にたったのが、二〇一二年のニュー・イングランド・ジャーナル・オブ・メディスンに掲載された「家族性アルツハイマー病における臨床とバイオマーカーの変化」という論文だった。二〇〇八年から始まったDIAN研究が最初に記した論文で、世界のアルツハイマー病研究者に衝撃をあたえた。

ニュー・イングランド・ジャーナル・オブ・メディスンは、臨床の話題をとりあげるだけにインパクトファクターが飛び抜けて高く、ネイチャーの二倍ある最高峰のジャーナルだ。

発症年齢をイヤーゼロとする

ベートマンの中にはあるアイデアがあった。家族性アルツハイマー病の場合、若い年齢で発症することが多い。しかも、家族によってその発症する年齢はほぼ一緒であるようだ。

だから、このDIANに参加した家族性アルツハイマー病の家系の人には、聞き取り調査をきちんとしよう。その中で、自分の家系で発症した人の年齢を答えてもらうのだ。

これは、革命的な考えだった。

その家族における発症の年齢をゼロ年とするのである。

DIANでは、未発症段階か、MCI（軽度認知障害）もしくは軽症のアルツハイマー病を参加の基準とした。たとえば、その家族の発症年齢が四〇歳とすれば、二〇歳からでも、三〇

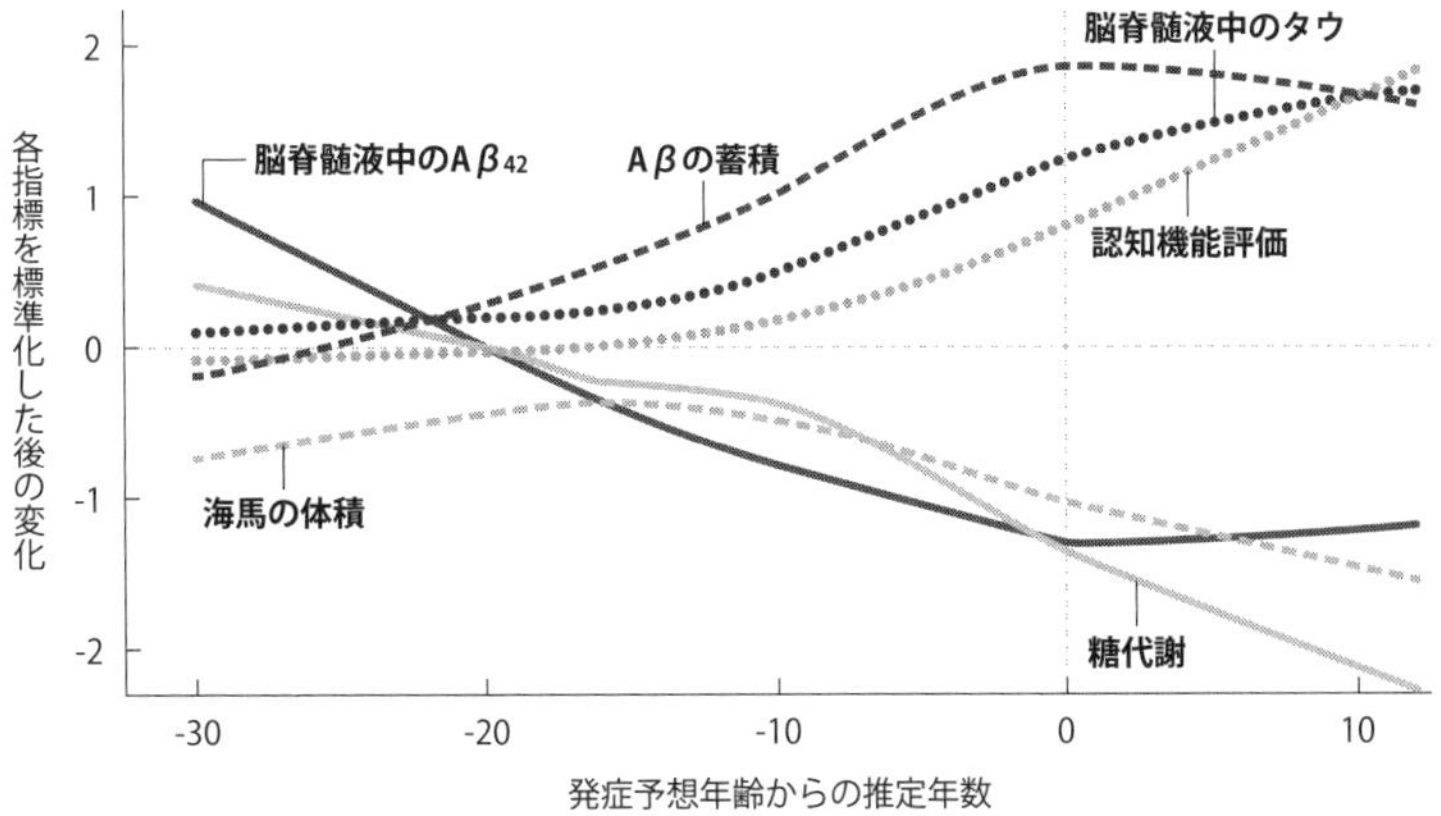

認知機能評価は、点数が高いほど悪い。脳細胞の「糖代謝」が低下するということは、脳細胞やシナプス機能が低下していることを意味する

"Clinical and Biomarker Changes in Dominantly Inherited Alzheimer's Disease"
The New England Journal of Medicine, August 30, 2012 より

歳からでも参加できる。

モリスやベートマンの中には、家族性アルツハイマー病は、タイムマシンだという考えがあった。若い世代は、自分の親が、思春期に発症するのを見て未来を見る。しかしその逆もできるはずだ。

通常の孤発性のアルツハイマーであれば、そもそも発症の年齢がわからないので、過去にさかのぼることは、できない。健常人の変化を見るにも、一〇年、二〇年といった長い年月が必要だ。

しかし、家族性アルツハイマー病であれば、その家族の発症年齢を聞き取り調査で確定していけば、現在という一時点で過去にさかのぼることができる。一〇年前でも、二〇年前でも。発症年齢より一〇年若いあるいは二〇年若い家族のメンバーにＤＩＡＮに入ってもらえばいいのだ。

これまでの観察研究とまったく違ったのは、家族性アルツハイマー病のなかでも発症していない人を被験者にいれたことだ。一八歳以上であれば参加できる。

参加するとＰＥＴスキャン、ＭＲＩ、穿刺による脳脊髄液の検査、血液検査などが行われる。ワシントン大学のＤＩＡＮのチームの中には、統計学者もいた。統計学者らも参加し、一二五名の被験者のデータが分析され、それが一枚の表（前ページ）にまとめられた。

この表は、世界のアルツハイマー病研究者に衝撃をもって迎えられたのである。

弘前大学の医学研究科で教授をしていた東海林幹夫もそのひとりだった。東海林は、弘前大学で、渡辺俊三、田﨑博一が診てきた青森の家族性アルツハイマー病の家系（プロローグ、3章、5章参照）を引き継いでいた。田﨑が九〇年代に、足を棒にして歩いてつくった家系図も東海林にうけつがれていた。そのことがあの青森の家系をＤＩＡＮへと参加させることになるのだが、その話はもう少し先でしょう。

この一枚の表は、アルツハイマー病が発症するまで脳内で起きている変化を三〇年さかのぼり、発症後の変化を一〇年予見していた。

一二五名のデータによれば、Ａβは発症の二〇年以上前からたまり始めていた。タウは発症の一〇年前から急速に増える。海馬の体積が減り始めるのは一〇年前からだ。ＣＤＲ、ＭＭＳＥ、論理記憶などの認知機能は、発症の一五年から一〇年前から低下していた。

この論文が発表されたのは、バピネツマブとソラネズマブのフェーズ3が失敗し、開発の中止が明らかになった直後のことだった。

製薬会社や科学者たちは、考え始める。

病状の進んだアルツハイマー病患者を対象にしたバピネツマブやソラネズマブの治験は、そもそも介入の時期が遅かったのでは？

主要参考文献・証言者・取材協力者

Randall J. Bateman, John Morris, 井原涼子、東海林幹夫、嶋田裕之

Clinical and Biomarker Changes in Dominantly Inherited Alzheimer's Disease, Randall J. Bateman, M.D., Chengjie Xiong, Ph.D., Tammie L.S. Benzinger, M.D., Ph.D., Anne M. Fagan, Ph.D., Alison Goate, Ph.D., Nick C. Fox, M.D., Daniel S. Marcus, Ph.D., Nigel J. Cairns, Ph.D., Xianyun Xie, M.S., Tyler M. Blazey, B.S., David M. Holtzman, M.D., Anna Santacruz, B.S., et al., for the Dominantly Inherited Alzheimer Network, N Engl J Med, August 30, 2012

「常染色体優性遺伝性アルツハイマー病とＤＩＡＮ研究」　東海林幹夫、森啓　『医学のあゆみ』　二〇一六年四月三〇日

第18章　アデュカヌマブの発見

バピネツマブの失敗を注意深く見ていた「ドラッグ・ハンター」がいた。バイオジェン社のアル・サンドロック。アルは、「自然抗体」の治験を、バピを他山の石として設計する。

デール・シェンクは、バピネツマブのフェーズ3の結果がわかる数年前に、同じ敷地内に子会社のネオトープという会社を設立、そこにピーター・スーベルトやドラ・ゲームスを移していた。

シェンクはエラン社が開発拠点を閉鎖するとアナウンスしたあと、しばらくは子会社のネオトープの運営をすることになっていた。

が、ここでできるプロジェクトはごく限られている。そのごくわずかのプロジェクトに残るための面談も、エラン社では行われたが、多くのプロジェクトが開発拠点の閉鎖とともに、中止になった。

シェンクは、二〇一二年一二月には完全にエランから離れ、プロセナという医療ベンチャーを立ち上げることになる。その立ち上げに、右腕だったピーター・スーベルトとドラ・ゲームスはぜひとも参加してほしい仲間だった。

実際に何度も誘ったが、ピーターもドラも首をたてにはふらなかった。ピーターはこの時まだ五六歳だったが、すでにやりきった、という思いがあった。退職のパッケージをとり、引退する。ドラもまだ五七歳だったが肝臓に問題をかかえていたために、引退を決意する。

リサ・マッコンローグは、エラン社の開発拠点の閉鎖を最後まで見届けるチームにいた。エラン社は、AN1792の失敗と会計スキャンダルの後、自分たちだけで薬を開発する力を失い、多くのプロジェクトを共同開発にした。開発拠点の閉鎖にともない、四〇〇はある冷凍庫を整理しカタログをつくり、それぞれのパートナーに送らなければならなかった。

しかし、その作業は気の遠くなるような作業だった。何しろ、冷凍庫の中身を知っている各プロジェクトの研究者は一人去り、二人去り、ほとんどがいなくなっていた。人影少なになったラボで残った一二人はその作業を続けた。

リサは、一人またひとりアセナ時代からの科学者たちがちりぢりになっていくのを見ながらこんなことを考えていた。

アセナはいつだって一番だった。デールのリーダーシップでいつだって誰も開拓していない無人の野を行ったのだ。PDAPPマウスもワクチン療法も、世界をあっと言わせた。

大学を出てアセナの前のバイオベンチャーに入った時、上司は若い私たちにこう聞いた。

「君たちは一番になりたいのかね」。その場では、「いえ」と謙遜した答えをしたが、あのときそこにいた若者は、みな一番になりたかったのだ。

「一番になってはいけない」と言われたのには理由があった。アカデミアとは違い、産業科学の世界では、それが治験を通り実用化されなくてはならない。しかし、フロントランナーは、投与量も副作用もまったくわからない状態で治験に入るために、失敗に終わる場合が多かった。その失敗を見ながら学習した後発が、果実を手にする、そのことを当時の上司は言ったのだった。

一番になろうとしたことが悪かったのか……。

リサは、閉鎖チームでかつての楽園が無に帰していくのを見ながら、次の身の振り方を考えていた。もう六〇歳になっていた。

自分もピーターやドラのようにもう引退しようか……。

そうすれば、親友のラエ・リンとの時間ももっと持てるかもしれない。これまで仕事があまりにも過酷だったために、友人とのゆっくりとした時間を持ててなかった。

ラエ・リンは二〇一二年には、SRIインターナショナルをやめていたが、まだ適切なアドバイスができる状態を保っていた。リサは、ラエ・リンに相談をする。

ラエ・リンはひととおり話を聞くとこう言った。

「あなたは科学から離れてはいけない。科学は私たちの全てだ」

リサはその言葉にはっとする。

UCSFは、ビル・ラターという偉大なメンターのもと、遺伝子工学で最先端をいった大学だった。競争は厳しかった。厳しかったが、常にフロンティアを求めるその気概は、自分たちの血となっていた。そう科学は単なる職業ではない、私たちにとって天職なのだ。

「科学に携わることなく家でじっとしていなくてはならないことほど辛いことはない」

ラエ・リンは絞りだすようにして言った。

リサは、UCSFに学者として戻ることを決意する。

まだ、自分は終わっていない。

ラエ・リンの状態が悪くなる

ラエ・リンの状態はしかし、少しずつ悪くなっていた。このときも、こうしたアドバイスがきちんとできたあと、そもそも勘定をするということが理解できずまごついた。財布を落さないようにクリップで、つなぎとめているにもかかわらず。

バピネツマブの開発中止は、ラエ・リンとレジス・ケリーにとっても辛い出来事だった。すぐにでも他の治験に入りたいと願い出たが、ひとつの抗体薬を試したものは、他の薬の治験には入れないと言われた。

一人でいっていたパーティーも、やがて介護者をつけることが必要になってきた。幻覚もでた。

リサは、介護者からの連絡で、ラエ・リンの自宅に急行したことがある。このとき、ラエ・リンは幻覚を見ているようで、誰の言うことも聞かなかった。医者から処方された薬を飲んでようやく治まった。

介護の体制は昼間だけだったものが、夜も必要になり、二四時間体制になってくる。レジス・ケリーは自分たちの家がまるで施設になったかのような気がした。介護者が常にいるのだ。出費もばかにならなかった。

あれだけ科学のことを話していたラエ・リンがだんだんと自分とは話さなくなった。介護で来ているフィリピンからの移民のおばちゃんとは、軽口をたたきあっているのにもかかわらず、科学のことを自分に話すということがなくなった。

自分の知っている妻が遠くに去りつつある。

ドラッグ・ハンター

デール・シェンクのような天才性はない。しかし、リサ・マッコンローグが最初の会社で習った教訓よろしく、バピネツマブの失敗を注意深く見ていた男がいた。

バイオジェン社のアルフレッド（アル）・サンドロックである。

アル・サンドロックは業界で「ドラッグ・ハンター」と呼ばれていた。二〇〇〇年代に入り、大手の製薬会社は、ベンチャーや他の製薬会社から開発権を買うことで、ブロックバスターを出すというやりかたに変わってきていた。その中でもサンドロックは、目利きとしていくつもの種をバイオジェンに持ち込んできていた。

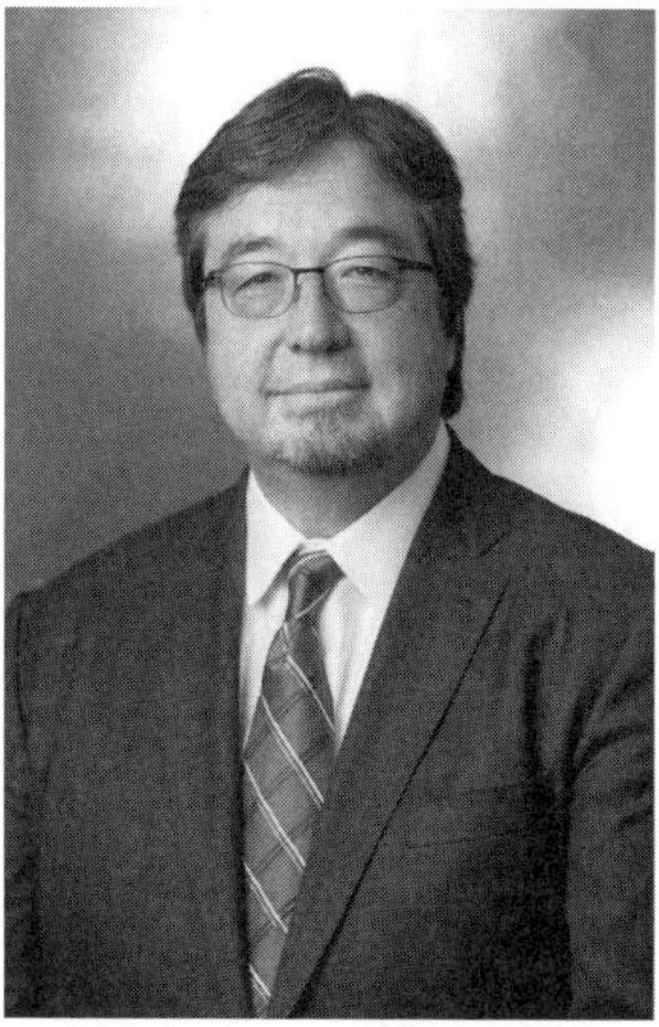

アルフレッド・サンドロック

タイサブリという多発性硬化症の薬や、テクフィデラという別の多発性硬化症の薬、スピンラザという脊髄性筋萎縮症に対する薬を他社から導入し、成功に導いていた。このみっつの薬だけで、バイオジェン社一三五億ドルの売上のうちの五八パーセントを稼ぐようになる。

ごく少ないデータの中から特長をみつけだし、将来承認されるだろう薬の可能性を測ることにかけては天才的なセンスがあった。

一九五七年に横浜で生まれ、九歳の時まで日本で育った。父親は米軍のパイロット、母親は日本人だ。父親がパナマに転勤となり、一八歳までパナマにいたあと、スタンフォード大学で学士をとり、ハーバード・メディカル・スクールに進学した。ここで、臨床医の資格であるMDと博士号を取得している。

アミロイド・カスケード・セオリーには、まさにこのハーバードのデニス・セルコーの講義で出会っている。

ちょうどAPP、プレセニリン1や2というみっつの家族性アルツハイマー病の原因遺伝子が特定されたころのことだった。どの遺伝子においても、このカスケード・セオリーで説明がつく。APPからAβの切り出され方、その際の酵素の働きに関係する遺伝子異常から、みな同じ老人斑と神経原線維変化という病理の病気にいきつくのだ。サンドロックは、感銘をうけながら、セルコーの講義に聞き入った。

バイオジェンへの入社は、一九九七年だった。入社して三年目に、デール・シェンクやピーター・スーベルトが、ネイチャー・メディスンに投稿した論文を読み衝撃をうける。

Aβの抗体をPDAPPマウスに投与したところ、八一パーセントから九三パーセントのアミロイド斑が除去された、というもので、後の第二世代の抗体薬の可能性を大きく示唆する論文だった。

ボストンのバイオジェン社にいるサンドロックはすぐに西海岸にいるデール・シェンクに連絡をとり、共同開発を申し出る。しかし、このとき、エラン社はバピネツマブの独自開発をめざしておりサンドロックの申し出は断られる。そのかわりにエラン社が差し出したのが、治験がうまくいっていなかったタイサブリだったのである。

タイサブリは二〇〇六年に承認されバイオジェンのドル箱となった。

そのサンドロックが、エラン社のＡＮ１７９２とバピネツマブの失敗を注意深く見ていたのである。

サンドロックの手中には、新たな抗体薬ＢＩＩＢ０３７があった。後にアデュカヌマブと呼ばれる薬の共同開発権を、チューリッヒ大学のロジャー・ニッチとクリストフ・ホックの会社ニューリミューン社から購入していたのである。

二〇〇七年一一月のことだった。

「自然抗体」をとる

ここで時計の針を戻して、チューリッヒ大学でのＡＮ１７９２の治験の時の話に戻ろう。

すでに第10章の終わりで、チューリッヒ大学のこの二人が、ＡＮ１７９２を投与した三〇人の患者の追跡調査をした話は書いている。

投与後一年にわたる調査で、二人は、抗体を生じなかった一〇人の患者からも脳炎が発症していたことから、副作用はワクチンの自己免疫疾患の可能性があると考えたのだった（『ネイチャーメディスン』二〇〇二年）。さらに抗体を生じた二〇人は、抗体を生じなかった一〇人にくらべて、その後も認知機能の衰えがなかった、という調査結果も報告していた（『ニューロン』二〇〇三年）。

ここから、チューリッヒ大学のロジャー・ニッチとクリストフ・ホックの二人は独自の抗体薬探しを始めるのだが、その方法がユニークだった。

Ａβは、脳内だけに生まれるわけではない、体のいたるところで、Ａβが生じていることを、デニス・セルコーが明らかにしていたことはすでに書いている。それに対する抗体もまた自然発生的に生まれていることも、わかっていた。さらに、二〇〇五年には、ハーバード大学のロバート・モイヤーとルドルフ・タンジが、アルツハイマー病の患者には自然発生の抗体が少ないことを発見し、発表していた。

これらの論文に、ロジャー・ニッチとクリストファー・ホックは注目したのである。

「自然発生の抗体」。そう人間は誰でも自然に、ＡＰＰから切り出されてＡβが出てくる。それに応じて自然発生的に抗体も生まれていたのである。

わざわざＰＤＡＰＰマウスから抗体をとって、それを「ヒト化」せずとも、人間に自然発生している抗体を薬にしては駄目だろうか。そうした抗体を生じている人はアルツハイマー病になりにくいのだから。

チューリッヒ大学の付属病院で、患者を長年にわたって見てきたホックには、一〇〇〇以上もの検体があった。そのなかから、アルツハイマー病のリスクファクターが高いにもかかわらず、発病していない人、もしくは発病しても、状態を維持している人を探す。そうした人は強い抗体をもっているはずだ。

マウスを使ってつくる人工的な抗体の場合「ヒト化」した時に、脳のＡβ以外にくっついてしまうことがあった。これが効率を落していると考えられた。

しかも抗体をつくる際に、Ａβのモノマーに対するものがいいのか、トライマーがいいのか、オリゴマーがいいのか、はたまたベータシート構造をとったアミロイド斑に対するものがいい

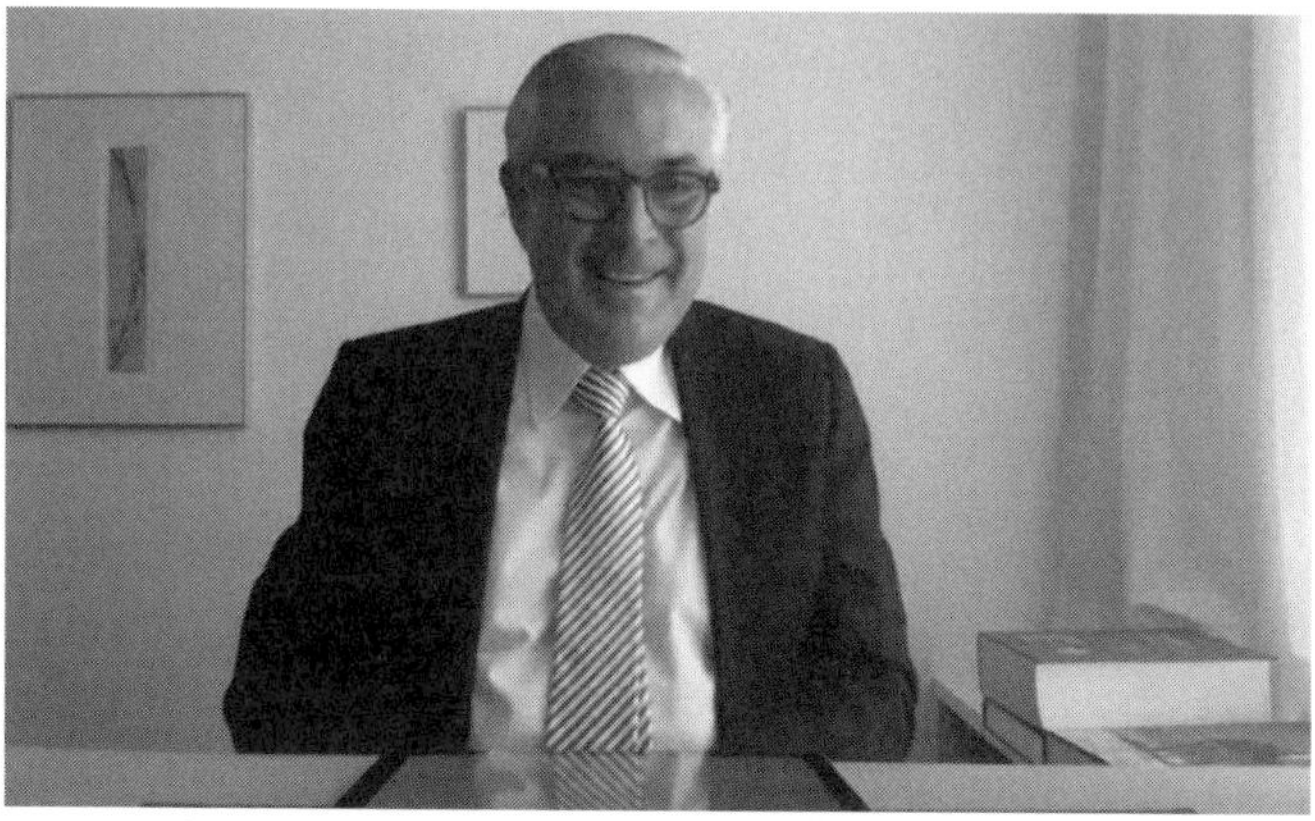
ロジャー・ニッチ。スイス、チューリッヒのニューリミューン社で

のか、これは治験をやってみなければどれが効くのかはわからない。

しかし、自然発生の抗体であれば、人間が二〇〇万年の進化のなかでつくりあげてきた免疫システムが選んだ抗体であるから、ピタリともっとも有害なものにくっつき無力化するのではないか。

メモリーBセルから、それに対応する抗体をエンコードしていく。一〇〇万ものメモリーBセルから抗体をスクリーニングしていくシステムは、Reverse Translational Medicine（RTM）と名づけられる。RTMを使うことで、白血球からの遺伝情報を、それに対応する抗体に翻訳することができる。

このRTMを使って探し出したのが、BIIB037、後のアデュカヌマブだったのである。

その発見は、二〇〇六年の一二月。

エーザイは抗体薬を得意としない

バイオジェン社のアル・サンドロックとチューリッヒ大学のロジャー・ニッチはハーバード・メディカル・スクール時代に師を同じくしていた。メディカルスクールの医療関連機関であるマサチューセッツ総合病院で、二人は、ジョン・グロードンという神経内科の教授に師事して臨床を見ていたのである。アルは、ドイツからやってきたロジャー・ニッチにこうして一九九二年に出会っている。

二〇〇三年のニューロンの論文を見たアル・サンドロックは、すぐにロジャー・ニッチに連絡をとり、ボストンのバイオジェン社に招聘、講演をしてもらうことで関係が復活した。

ロジャー・ニッチとクリストフ・ホックは、RTMの特許をとることで、創薬のベンチャーを二〇〇六年一一月に設立していた。ニューリミューン社である。

ロジャーらが新しく発見した「自然抗体」の共同開発権を買いたいと、多くの製薬会社がこのニューリミューン社の門を叩いた。

エーザイもそのひとつだった。ロンドンでロジャー・ニッチはエーザイの人間に会っている。が、ロジャーは共同開発をするのなら、抗体薬の経験と生産施設をもっているところがいいと考えていた。

抗体薬は、培養をふくめて特殊な施設が必要だ。その施設とノウハウをエーザイは持っていない。

バイオジェンはすでに他の分野で抗体薬をつくっており、生産施設も完備していた。治験の経験にも一日の長があるだろう。アル・サンドロックとの友情もある。

二〇〇七年一一月に、バイオジェンがその「自然抗体」の共同開発権を取得した。

フェーズ2開始

ニューリミューン社とバイオジェンはバピネツマブの失敗から学んでいた。

エラン社の治験が失敗したのは、まず患者の選定を誤っていたからだ。PETがまだ十分に普及していない時期に始めた治験だったために、治験に入るか入らないかは、問診によって決められていた。つまり本当にアルツハイマー病の患者かどうかは、PETをとっていないのでわからないのである。二割から三割はアルツハイマー病以外の患者がエンロールしたと考えた（実際、二〇一五年に発表されたバピネツマブの治験の追跡調査で、三分の一の被験者がPETをとらずに治験に入っていたことがわかっている。AN1792にいたっては一人もPETをとっていない。二〇一九年七月に発表された一四年後の追跡調査では、二二人のうち五人の認知症の症状が、アルツハイマー病以外の病気からきていたことがわかっている）。

また、中等度（moderate）までの病状の進んだ患者を対象としていたが、それがそもそも間違いだったのではないか。もっと早い段階、MCIか軽症（mild）患者を選んで治験にいれるべきではないだろうか。

これらの問題は、被験者が治験に参加する際にPETスキャンでスクリーニングすることで解決できる。Aβがたまりはじめている MCIもしくは軽症の患者をエンロールするように治験を設計しよう。

さらに投与量についても大胆に吟味された。アル・サンドロックはバピネツマブの失敗を投与量が少なすぎたことにあると見ていた。1ミリグラムでは、効果を現しようがない。

実際、ＢＩＩＢ０３７はベストの投与量をＰＥＴを使いながら決めていった。フェーズ１では、30ミリグラムや60ミリグラム、そして１００ミリグラムまでをも試した。

60ミリグラムでＡＲＩＡが出たことで、フェーズ２は、プラセボ、１ミリグラム、３ミリグラム、６ミリグラム、10ミリグラムの五段階で行うことに決まった。

10ミリグラムは、バピネツマブの投与量の10倍だが、このころまでには、ＡＲＩＡはそれほど深刻な副作用でないことがわかってきた。ほうっておいても自然に治る。症状がでずに、気がつかない患者もいる。

このようにして、ＰＥＴによって選ばれた一六五人の患者が参加するフェーズ２の治験は、二〇一二年一〇月から、アメリカの三三の施設で行われることになったのである。

それは、バピネツマブがフェーズ３で失敗した二カ月後のことであった。

アデュカヌマブ（aducanumab）の名前は、ニューリミューン社のロジャー・ニッチとバイオジェン社でつけた。三文字目のＵは自分たちのいるZurich のＵから。四文字目と五文字目のＣＡはバイオジェン社のあるCambridgeから。そして最初のＡＤはアルツハイマー病（ＡＤ）とその最初の患者であるアウグステ・Ｄ（プロローグ参照）からとった。

ロジャー・ニッチはアロイス・アルツハイマー博士が一〇〇年前にこの病気を発見したドイツの出身だった。

アデュカヌマブこそがアウグステ・Ｄから連綿と続く患者と家族の苦しみを止めるのだ。

主要参考文献・証言者・取材協力者

Regis Kelly, Lisa McConlogue, Peter Seubert, Alfred Sandrock, Roger Nitsch, Christoph Hock

Peripherally administered antibodies against amyloid β-peptide enter the central nervous system and reduce pathology in a mouse model of Alzheimer disease, Frédérique Bard, Catherine Cannon, Robin Barbour, Rae-Lyn Burke, Dora Games, Henry Grajeda, Teresa Guido, Kang Hu, Jiping Huang, Kelly Johnson-Wood, Karen Khan, Dora Kholodenko, Mike Lee, Ivan Lieberburg, Ruth Motter, Minh Nguyen, Ferdie Soriano, Nicki Vasquez, Kim Weiss, Brent Welch, Peter Seubert, Dale Schenk & Ted Yednock, Nature Medicine, August 2000

The antibody aducanumab reduces Aβ plaques in Alzheimer's disease, Jeff Sevigny, Ping Chiao, Thierry Bussière, Paul H. Weinreb, Leslie Williams, Marcel Maier, Robert Dunstan, Stephen Salloway, Tianle Chen, Yan Ling, John O'Gorman, Fang Qian, Mahin Arastu, Mingwei Li, Sowmya Chollate, Melanie S. Brennan, Omar Quintero-Monzon, Robert H. Scannevin, H. Moore Arnold, Thomas Engber, Kenneth Rhodes, James Ferrero, Yaming Hang, Alvydas Mikulskis, Jan Grimm, Christoph Hock, Roger M. Nitsch & Alfred Sandrock, Nature, 31 August 2016

Autoantibodies to Redox-modified Oligomeric Aβ Are Attenuated in the Plasma of Alzheimer's Disease Patients, Robert D. Moir, Katya A. Tseitlin, Stephanie Soscia, Bradley T. Hyman, Michael C. Irizarry and Rudolph E Tanzi, Journal of Biological Chemistry, April 29, 2005

Persistent neuropathological effects 14 years following amyloid-β immunization in Alzheimer's disease, James A R Nicoll, George R Buckland, Charlotte H Harrison, Anton Page, Scott Harris, Seth Love, James W Neal, Clive Holmes, Delphine Boche, Brain, 7, July 2019

Amyloid-β ^{11}C-PiB-PET imaging results from 2 randomized bapineuzumab phase 3 AD trials, Enchi Liu, Mark E Schmidt, Richard Margolin, Reisa Sperling, Robert Koeppe, Neale S Mason, William E Klunk, Chester A Mathis, Stephen Salloway, Nick C Fox, Derek L Hill, Andrea S Les, Peter Collins, Keith M Gregg, Jianing Di, Yuan Lu, I Cristina Tudor, Bradley T Wyman, Kevin Booth, Stephanie Broome, Eric Yuen, Michael Grundman, H Robert Brashear, Bapineuzumab 301 and 302 Clinical Trial Investigators, Neulorogy, 2015 Aug 25

One of the world's best drug hunters went after Alzheimer's. Here's how he lost by Mattew Herper, STAT, June 6, 2019

※アデュカヌマブのフェーズ2はバイオジェンの発表資料では、フェーズ1bと表記されるが、アル

フレッド・サンドロックによれば「社内の区分けで実際にはフェーズ２」ということなので、この本での表記はフェーズ２とした。

第19章　崖を落ちる

アリセプトの特許が切れ、エーザイの売上は急落する。そうした中、ビジネス開発部の鈴木蘭美は、治験費用の折半を目的とした共同開発のパートナーを探していた。


エーザイはアリセプト以降ついに新薬を上市することができず、アリセプト、パリエットという二大商品の特許切れの時期を迎えることになった。

二〇〇九年には三二二八億円もの売上をあげていたアリセプトの特許が、二〇一〇年一一月には米国で、二〇一一年六月には日本で、二〇一二年二月では欧州で切れた。パリエットも二〇一〇年一月には日本で、二〇一二年一一月には欧州で、二〇一三年一一月では米国で切れた。てぐすねをひいて待っていた他の薬品メーカーが安いジェネリックを出してアリセプトの市場を奪っていった。米国では第一三共が、アリセプトのジェネリックを出し、激しい営業攻勢でシェアを伸ばしていった。

二〇〇九年には八〇三二億円をあげていたエーザイの売上は急降下を始める。二〇一〇年には六四八〇億円、二〇一二年には五七三七億円。わずか三年で、金額にして二二九五億円、全体の三割もの売上がふっとんだ。

恐れていた「特許の崖」をエーザイは転げ落ちることになったのである。

事業や製品の売却に手をつけざるを得なくなった。

バピネツマブで失敗して、開発部門を閉じたエラン社は、敵対的買収の標的にされたうえに、二〇一三年七月には、アメリカの医薬品販売会社ペリゴ社に八六億ドルで買収され、その歴史を終えていた。

エーザイはエランの轍を踏んではならない。

ベース阻害剤の共同開発相手を探す

イギリスの医薬ベンチャーキャピタルからエーザイに二〇〇四年四月に入社した鈴木蘭美《らみ》は、事業開発部で仕事を始めた直後から、「特許の崖」のことを聞かされていた。アリセプトとパリエットの特許は二〇一〇年代初頭には切れる、そのために、すぐにでも上市できる薬を導入しなければならない。それが事業開発部に課せられた使命だった。

鈴木はもともと癌の研究者だった。英国で修士をとっていた時代に友人ふたりが、がんでたおれたことがきっかけで、がん研究の道に進み、博士号を取得した後、ポスドクとして乳がんの薬の開発研究をしていた。が、大学での研究に限界を感じもっと早く直接的に役にたつ仕事ということで、医療ベンチャーに転職さらにエーザイに転職してきた。

エーザイでも、がんの薬の導入を言われたが、がんの薬は人気でなかなかうまい導入ができないでいた。

その鈴木が、二〇一三年から取り組んだのが、認知症分野での導入だった。

エーザイはその時点で、認知症薬の治験パイプラインに、スペードのエースをもっていた。

E2609、後にエレンベセスタットという名前がつけられるこの薬は低分子のベース阻害剤だった。

ベータセクレターゼによってＡＰＰから切り出されるＡβをブロックするという薬理のこの薬は、低分子というところに大きなメリットがあった。抗体薬は製造にお金がかかり、たとえば認可されるにしても、一カ月の薬価が一人一〇〇万円にもなると試算され、費用面での難点があった。

その点、低分子の化合物は製造が容易で、アリセプトのように適切な価格で市場に出すことができる。保険承認のことを考えると、大きな期待が寄せられている治験薬だった。

この時点でフェーズ１の治験をパスしていた。

ベース阻害剤については、他にも二社の開発が進んでいたが、低分子の化合物であれば、アリセプトという芸術品をつくったエーザイ、という評判があって、特に人気があった。

エーザイの側は他にＢＡＮ《バン》２４０１というスウェーデンの医療ベンチャーから導入した抗体薬をもっていたが、この二薬を、「特許の崖」のなか、単独で治験を行うことは不可能だった。共同開発にして、治験の費用負担の軽減を図らなければならない。

アルツハイマー病の治験は、アリセプトの時代とは様変わりに莫大な費用がかかるようになっていた。アリセプトの時代は、治験の期間はせいぜい半年だった。しかもＰＥＴスキャンのない時代だ。

バピネツマブの失敗は、治験をもっと早い段階の患者へと誘《いざな》った。ＭＣＩや軽症の患者の認知機能の変化を統計学的に意味のある数にするためには、それまでの治験とは比べ物にならないぐらいの被験者の数がいる。また期間も一年半から二年、長い場合は七年かかってその推移を見る。それらをすべてＰＥＴでスクリーニングをするとなるとその費用は、探索研究から臨床までを含めて一薬あたり二〇〇〇億から三〇〇〇億円となる。アリセプトの開発費が探索から臨床までを含めて一五〇億円だから、その約二〇倍かかるということになる。

エーザイは、その規模からいって世界の製薬会社の二〇位に位置し（二〇一三年）、一位のファイザーの一〇分の一の売上規模しかない。

となれば、他社との連合は生き残るための必須の条件だった。

その切り札ともいうべきなのが、ベース阻害剤のエレンベセスタットだった。

一〇社を超える社が、エレンベセスタットの共同開発に声をかけてきた。その中から三社にしぼって鈴木蘭美は、ニューヨーク州の弁護士の資格を持つ部下の長山和正とともに交渉を続けた。

三社の中のひとつにバイオジェンがあった。バイオジェンもまたエレンベセスタットに興味をもっていたのだった。バイオジェンのパイプラインには、フェーズ2に進んでいる「自然抗体」のＢＩＩＢ０３７、後のアデュカヌマブがあった。

こうした交渉の場合、治験パイプラインにある認知症の薬はすべてテーブルの上に載せて、見せなければならない。事業開発部の鈴木・長山だけの判断で交渉が進むわけではなく、エーザイの執行役員会に報告され、その方針が確認される。特に薬の将来性については、脳神経研究部門のトップである木村禎治に相談された。そして社長の内藤晴夫自身も深く交渉にかかわっていた。

四薬についての契約を締結

バイオジェンの側では、「ドラッグ・ハンター」のアル・サンドロックがこの交渉の参謀役をつとめた。

サンドロックは、国際的なアルツハイマー病の学会AD／PDで、エーザイのベース阻害剤について話を聞いている。その学会では、メルクやイーライリリーもベース阻害剤について話をした。サンドロックは三社の中でエーザイに狙いを定める。

というのは、エーザイはアリセプトの成功に彩られたアルツハイマー病の治療薬に特化している会社だというイメージがサンドロックのなかにはあったからだ。

そして、バイオジェンのパイプラインの中にベース阻害剤がないことからいっても、ここで、共同開発権を手にいれておく意味は大きい。サンドロックは、抗体薬とベース阻害剤の両用でアルツハイマー病の治療は進むと考えていた。

エーザイの側にはＢＡＮ２４０１という抗体薬もあった。アデュカヌマブと重なるが、このとき、まだアデュカヌマブはフェーズ２の治験の結果が出ていなかった。リスクを分散するという意味でこの薬の共同開発権をもっておくこともよいかもしれない。

バイオジェンの側はＣＥＯのジョージ・スキャンゴス、ビジネス開発のスティーブ・ホルツマン、リチャード・ブラドニックが交渉を進めた。

詰めの交渉は京都で行われた。エーザイ側は、バイオジェンに決めるその最後の段階まで他の二社との交渉も続けていた。

京都での交渉は、そのとき、エーザイのビジネス開発のトップに昇進していた鈴木蘭美のアイデアによるものだった。

昼間は、様々な条件についての細部をつめる交渉、夜はバイオジェン側を菊乃井本店などのとっておきの店でもてなした。

菊乃井本店は東山の麓にあり、大正時代に創業された懐石の料亭。夜は、一人三万円はかかる高級料亭だ。

この京都の交渉で最後までもめたのが、現在臨床に入っていない探索研究の段階にある薬を、契約の中にいれるか否かだった。

バイオジェンの側は、エレンベセスタット以外に、エーザイが他のベース阻害剤を探索研究にもっていないかと恐れていた。それがあれば、その交渉権もとりたい。というのは、もし、エレンベセスタット以上に優れた薬が、この契約締結のあとに、ぽんと臨床に入ってきたら、バイオジェン側は困るということだった。さらにもう一点は、契約に関して係争関係になった時に、日米どちらの裁判所でこの問題の決着をつけるかという法制の選択の問題があった。

前者に関しては、エーザイは、探索研究にあるものまでバイオジェンにあずけることはしたくない、自由でいたいと主張し、バイオジェン側は「もしこのあと薬が出てきてそれがロシュに導出されでもしたら非常に困る」と主張した。

後者はバイオジェンは米国の法制での契約締結を望み、エーザイは日本の法制での契約締結を望んだ。

けっきょくこのとき、エーザイはベース阻害剤をもっていることが切り札になった。法制は日本の法制による契約になった。しかし、前者については、一定期間をもうけて、もしその期間に、ベース阻害剤なりの認知症薬が、臨床に入ったらば、バイオジェンが交渉の優先権を持つことで決着した。

こうして、二〇一四年三月五日、エーザイとバイオジェンは契約の締結にいたった。

エーザイの側からは、ベース阻害剤のE2609（エレンベセスタット）とBAN2401、バイオジェンの側からは、抗体薬BIIB037（アデュカヌマブ）とタウ抗体薬を出す。エレンベセスタットとBAN2401については、共同開発と共同販売の契約、つまり治験の費用は折半、上市した場合の利益も折半するということだ。バイオジェン側のアデュカヌマブとタウ抗体薬は、エーザイはオプション権を持つことになった。今後の治験の結果次第で、オプションを行使すれば、共同開発・共同販売に切り替わる。

アデュカヌマブのフェーズ2の治験結果のコードブレイクが目前に迫っていた。

主要参考文献・証言者・取材協力者

鈴木蘭美、木村禎治、佐々木小夜子、Alfred Sandrock

第20章　さらばデール・シェンク

エラン崩壊後、医療ベンチャーで再出発した天才デール・シェンクに病魔が忍び寄る。すい臓がんにおかされた最後の日々に、アデュカヌマブの治験成功のニュースが入る。


「どうも変だ」

デールがこう言って、背中の痛みを訴えたのは、妻のリズ・シェンクとコスタリカに旅行している時のことだった。

プロセナという会社を立ち上げ、二年がたとうとしていた。三〇名ほどの小さな会社だったが、デールは、パーキンソン病を中心とした創薬にとりくんでいた。

リズは、「背中が痛いことなんて私にもしょっちゅうあるわよ」とあまりまじめにうけとらなかった。

「いやでも変なんだ。それは自分でよくわかる」

旅行が終わったあと、かかりつけの医者で血液検査を含む検査をしてもらった。

「大丈夫、なんともないよ」

診察と検査の結果から医者はそう言ったが、デールは「いや、やはりおかしい。それは自分でもわかる」と納得しなかった。

それから、内分泌の専門医を訪ねて診察してもらった結果も同じだった。

異常なし。

それでもデールは納得しなかった。

医者をあちこちわたり歩いたすえに、すい臓の組織検査をしてもらった。

陽性だった。

デールはすい臓がんにおかされていたのである。

すい臓がんを公表する

ハーバード大学のデニス・セルコーはアセナ・ニューロサイエンスをつくった学者だ。一九八七年サンフランシスコ国際空港のカフェでデールを面接して、二番目の社員にした。

それ以来、エランの時代も苦楽をともにしてきた。デールがプロセナを起業すると役員になることを引きうけていた。

デールから電話がかかってきたのは、デールがすい臓がんと診断をうけてすぐのことだった。

セルコーも医者なので、すい臓がんという診断が重いことはすぐにわかる。言葉にならなかった。

デールの希望で、まずプロセナの役員会で、情報の共有が図られた。

「プロセナは、ナスダックに上場している。CEOがすい臓がんになったことは、公表したい」

デールはそう言った。

デールは腫瘍摘出の手術に入ったあとに、プロセナの全従業員宛にメールを送る。

〈癌は局所的だった。さらに完全な所見を得るために検査が続いている。私の治療はその検査所見にかかっている〉

このメールを従業員に送ったあと報道が続き、デールの病気は二〇一四年一二月二日には公になった。

ドラ・ゲームスやピーター・スーベルト、リサ・マッコンローグらかつてのアセナ・ニューロサイエンスの研究者たちは、この公表をもってデールの病気を知った。

マッコンローグは母親をすい臓がんで二〇〇一年に亡くしていたので、この病気のことをよく知っていた。すい臓がんはみつかりにくいため、発見された時点では他に転移していることが多い。診断された患者の五年生存率はわずか六パーセントだ。

デールは抗がん剤の化学療法をうけて、髪がすべて抜け落ちた。そのつるつるになった頭で地元紙のインタビューに応じて、この病気の死亡率が九四パーセントであることについて聞かれた。

「僕は統計には興味がない。何が効くのかに興味がある」

ＣＥＯの仕事も続けていた。

プロセナ自体は小さな会社だったので、アルツハイマー病の治療薬の創薬はできなかった。だが、自分が蒔《ま》いたワクチン療法の種がどう芽吹いていくのかには、関心をよせていたのである。

ＡＮ１７９２の治験の失敗から生まれた「自然抗体」ＢＩＩＢ０３７（アデュカヌマブ）のフェーズ２の治験が進んでいた。

アデュカヌマブに効果あり

バイオジェン社はケンブリッジに本社がある。チャールズ川を隔ててボストンの対岸の街だ。アル・サンドロックは、そのバイオジェン社を出て、夕食をとろうと、メインストリートを愛用車で走っていた。二〇一四年一一月だから、デールの病気が公になる一カ月ほど前のことである。

電話が鳴った。

治験の責任者のジェフ・セビニーからだった。

「アル、アデュカヌマブのフェーズ2の結果がいくつか入ってきた。話せるか？」

「ちょっと待って車を止めるから」

アルは、結果がいいものであろうと、悪いものであろうと、驚いて事故を起こさないようにと、路肩に車を止めた。

「OK。車を止めたから大丈夫。話して」

「アミロイドを除去しただけではない。認知機能の面でも効果がある。MMSEでもCDRでも結果が出ている！」

！　！

AN1792もバピネツマブもアミロイド斑を除去できたことは確認できたが、肝心の認知機能の面で、プラセボと変わりがなかった。つまり効果がなかった。

抗体薬の治験で、われわれは初めて認知機能の面で、治験の最初に設定されたMMSEと

CDRのふたつの目標値を達成することができたのだ。

アルは、ジェフの話を聞きながらぞくぞくするような興奮を感じていた。

フェーズ2のデータがすべて入ってくると、翌年三月にフランスのニースで行なわれる国際的なアルツハイマー病の学会AD／PDで、その結果を公表することにした。

This is what supposed to be

二〇一五年三月のニースの会議には、デニス・セルコーや、UCSFに教授の職をえていたリサ・マッコンローグも参加していた。バイオジェンのセッションは人気のセッションだった。そこで、バイオジェンのジェフ・セビニーからアデュカヌマブの治験の結果が発表されると、場内はどよめく。

プラセボ、1、3、6、10ミリグラム各三〇人が、四週間に一回、五二週にわたって投与をうけた。半年でアミロイドの集積が減り、一年で高用量の投与をうけた患者は、MMSEやCDR－SBなどの認知の検査でも有意な効果が出た――。

AN1792以来、失敗を続けてきたワクチン・抗体療法の治験で、初めて認知機能の面での効果が認められたのだった。

リサはすぐにニースからサンフランシスコにいるデールに電話をする。留守番電話にそのことを吹き込んだ。

デニス・セルコーの電話がデールにはつながった。デニスの報告を聞くとデールは満足そうにこう言ったのだという。

「ほら言ったとおりだろう。これが本来の結果なんだ（This is what supposed to be）」

サンフランシスコの自宅でデールはこのニュースを妻のリズにも伝えている。

リズは、デールが自分で切り開いたワクチン療法からの果実が他の製薬会社にとられることになったことに複雑な思いをしていた。デールがいま不治の病と戦っていればこそなおさらその思いが募った。思わず「悔しくはないの？」と聞いた。

デールは、ニコニコしながらこう答えたのだった。

「本当に嬉しいんだ。自分が信じていたことが、たとえ他人の手であれ実証されたのだから。何よりも患者とその家族にとっていいニュースだ」

デールは病気にあってもなお、前を見ていた。毎日プロセナに出勤し、指揮をとった。

この時期、ドラ・ゲームスとピーター・スーベルトは、ベイエリアのランプという店でデールと昼食をとっている。

ランプという店は、サンフランシスコ港に面してある店で、「ボートの修理場」からきた名前だ。ＵＣＳＦのメディカルセンターから一ブロック、労働者が、ハンバーガーとフライドポテトをほおばる、そんな店の空気がデールのおきにいりだったのだ。

デールはフランス料理やワインも愛したが、本当に好きだったのは、そうした労働者が好むようなジャンクフードだった。自分が出てきた階級を思い出させてくれる。

死の数カ月前、抗がん剤で、ぬけおちてしまったはげの頭をなでながらデールは陽気に、プロセナでの仕事について話をしたという。

デールは、アセナ時代からの同僚をたとえ離ればなれになっても大切にした。ドラ・ゲームスはエラン時代の末期、パーキンソン病の抗体について研究していた。その抗体が、治験でいい結果を出すと、ドラがもう会社を離れているにもかかわらず、報せてくれたりした。

二〇一六年一月にはサンフランシスコでアルツハイマー病の学会があり、チューリッヒからアデュカヌマブ（ＢＩＩＢ０３７）の生みの親、チューリッヒ大学ニューリミューン社のロジャー・ニッチがやってきた。デールはインターコンチネンタルホテルで行われたこの学会に参加し、ロジャー・ニッチとも談笑している。ロジャーによれば、病状は進んでいたが、デールはシャープでエネルギッシュであり、バイオジェンのアデュカヌマブの結果に深く満足していたという。

が、デールは自分の将来についても冷静に考えていた。自ら希望をし、プロセナの役員会に、自分の後継とその継承プランを策定するようにとの指示を出していた。生化学者のジーン・キニーが次のＣＥＯとして密かに指名されていた。

ある静かな朝に

誰もがデールを死ぬとは思っていなかった。本人もそうだったかもしれない。

痛みが激しくなってきて、緩和ケアをうけることになった。担当医が高名な医者だったためか、実際に緩和ケアを施そうと病室にやってきたのは、若い医者だった。

その若い医者は、デールを見てこう言った。

「短ければ二日、長くともあと二カ月しか生きられない。その期間安楽に過ごせるように緩和ケアをしましょう」

「いや、そんなことはない。自分は大丈夫。ここからは出る」

こう言って、本当に病室を出て家に帰ってきてしまった。

翌日、終末ケアを行うためのホスピス医が家にやってきて、腹水をとったあとに、モルヒネなどで緩和ケアを施していった。

最期の時が近づいていた。

リズは、前妻との間の娘二人も家に呼び寄せていた。

いつもと同じように、夫婦は一緒のベッドで寝た。緩和ケアを施したデールはよく眠っていた。


おやすみなさい。デール。

このようにして最後の夜を夫婦は過ごした。


翌日、リズが目を覚ますと、デールの体は冷たくなっていた。朝、まずデールがかわいがっている犬が部屋に入ってきた。デールに鼻をよせたが、冷たくなっているのを知ると、ポロポロと涙を流した。リズはその涙を見ながら、犬も涙を流すのかとぼんやり考えていた。ついで、二人の娘と息子たちが寝室にひとりずつ入ってきて、冷たくなったデールと最後の時を過ごした。

二〇一六年九月三〇日の静かな朝の出来事だった。

享年五九歳。

デール・シェンク死去のニュースは、またたくまに世界中のアルツハイマー病の研究者の間をかけめぐった。

アルツハイマー病の研究者が参照するサイトでアルツフォーラムというサイトがある。ここで、デールの死去が報じられると、コメント欄には世界中のアルツハイマー病の研究者からの投稿が続いた。

ピーター・スーベルトはこんな弔辞をよせている。

〈我々はデールと一緒に働くことが大好きだった。アセナ時代から同じメンバーが数十年にわたって一緒に働いた。それは移動の激しいこの産業科学の世界で特筆すべきことだった〉

実際、サンフランシスコのグレース大聖堂で行われたデールの告別式は、アセナ・ニューロサイエンスの同窓会のようであった。

なぜ、アセナ・ニューロサイエンスがアルツハイマー病研究にまったく新しい地平を開いたのか、と私に聞かれて生前デールはこうこたえたものだった。

「われわれはワイルドウエストの気質をもっている。誰もがやっていないことを最初に試してみる」

東京大学で井原康夫のあとを継ぎアルツハイマー病研究を続ける岩坪威は、デールと家族ぐるみでつきあったが、デール死去の報を聞き、抗体薬が承認されれば、デール・シェンクはノーベル賞だってとることができたのに、とその死を惜しんだ。

デール・シェンクは、九〇年代のある日、光る駒筋を見たのだった。その一手は、誰もが考えつかない独創的な一手であり、その後のアルツハイマー病研究の盤面をがらりと変えた。

アデュカヌマブのフェーズ2の結果を、アル・サンドロックらは二〇一六年八月三一日号のネイチャーに発表。

その要旨の最後をこう力強くしめくくっていた。

〈(アミロイドの除去、認知機能の衰退のくい止め) これらの結果から、アデュカヌマブの開発は今後も続けるべきである。もし、現在進行中のフェーズ3において臨床的に認知機能の衰えをくい止めることが証明できれば、それは、アミロイド・カスケード仮説が正しいということの強力な証拠となるだろう〉

バイオジェンそして共同開発の契約を結んだエーザイは、被験者総数三二一〇名という空前の規模の治験を、二本同時進行で進めることになる。

このアデュカヌマブのフェーズ3の治験「ENGAGE」と「EMERGE」によって、デールの始めたチェスは、アルツハイマー病を追い詰め、チェックメイトとなるか?

主要参考文献・証言者・取材協力者
Elizabeth Schenk, Dale Schenk, Dennis Selkoe, Lisa McConlogue, Peter Seubert, Dora Games, Alfred Sandrock, 岩坪威
The antibody aducanumab reduces Aβ plaques in Alzheimer's disease, Jeff Sevigny, Ping Chiao, Thierry Bussière, Paul H. Weinreb, Leslie Williams, Marcel Maier, Robert Dunstan, Stephen

Salloway, Tianle Chen, Yan Ling, John O'Gorman, Fang Qian, Mahin Arastu, Mingwei Li, Sowmya Chollate, Melanie S. Brennan, Omar Quintero-Monzon, Robert H. Scannevin, H. Moore Arnold, Thomas Engber, Kenneth Rhodes, James Ferrero, Yaming Hang, Alvydas Mikulskis, Jan Grimm, Christoph Hock, Roger M. Nitsch & Alfred Sandrock, Nature, 31 August 2016

Biotech CEO in personal battle with pancreatic cancer, San Francisco Business Times, Dec 2 2014

第21章　遺伝性アルツハイマー病の治験

遺伝性のアルツハイマー病の家系の人々はそれまで治療薬の治験に入ることができなかった。観察研究DIANを発展させたDIAN－TUは、初めて治験への道を開く。

井原涼子は、勉強で苦労をしたことがなかった。桜蔭高校からストレートで東京大学理科三類に進み、気がつくと父親の足跡をたどっていた。

父はこの本の最初に登場した井原康夫である（第1章参照）。セルコーとともにハーバード大学で研究し、神経原線維変化の成分がタウであることを同定した。その後、セルコーがアミロイド・カスケード・セオリーの最初のドミノ、Aβに研究の対象を絞ったのに対して、井原康夫は、神経原線維変化こそが神経細胞内で起こっている変化だから神経細胞死と直接結びついていると、神経原線維変化を中心とした研究をしたことはすでに紹介している。

涼子はサラブレッドである。父親の研究室に入るわけにはいかないので、薬学部の岩坪威の研究室に入って、アルツハイマー病の研究を始めた。

井原康夫は二〇〇七年に、東大を定年となり同志社に移った。岩坪が医学部の井原の研究室をつぐのはその後のことである。

涼子は留学をする際に、最初は父親が研究していたタウを勉強するつもりだった。ペンシルベニア大学には父親のライバルともいうべき神経原線維変化、タウの専門家であるバージニア・リーとジョン・トロジャノフスキーらがいた。ペン大までいって一日がかりで面接をうけて、採用ということになった。その帰りにセントルイスにあるワシントン大学によった。二〇一四年一月末のことである。

ワシントン大学では、家族性アルツハイマー病の家系にたいする調査、DIAN研究が始まって、七年目を迎えていた。

ここで、涼子は、DIANの責任者だったジョン・モリスに会い、モリスの研究者としての姿勢にほれてしまう。まず被験者に対する接し方が、日本とは全然違った。日本のこうした調査の場合、被験者の観点よりも、まず調査をする側の事情が優先されていたが、ワシントン大学では違った。

五日間滞在して、そのオペレーションをみさせてもらったが、たとえば、被験者の待合室からして、花が各テーブルに飾ってあり、クッキーがおかれて好きに食べられるようになっていた。被験者の心地よさをまず第一に考えていることがわかった。

モリスは、DIANに参加する人々のことを「対象（subjects）」とは決して呼ばず「参加者（participants）」と呼んでいた。DIANでは、調査の結果を必ず参加者にフィードバックするようにもしていた。これも他の研究では見られないことだ。学者が「研究対象」として「被験者」をみるというこれまでの研究の概念から、学者も対等な立場のひとりとして、参加者や製薬会社の人々とともに、その研究の設計をつくりあげていく、という発想の転換がそこにはあった。

この短期間の滞在で、井原涼子はペン大への留学を断り、ワシントン大学のモリスの研究室に留学することに決める。そして日本に帰ると、日本でのDIANの立ち上げに汗をかくことになるのである。

変異の告知が必要となるのか？

二〇一四年はＤＩＡＮ研究から派生した画期的な研究ＤＩＡＮ－ＴＵ（Dominantly Inherited Alzheimer Network Trials Unit）が本格的に始まった年でもあった。

ＤＩＡＮ研究は、家族性アルツハイマー病の家系の人々について発症前からＰＥＴスキャンなどで、脳内の変化を知る目的で始められた。これはアルツハイマー病の進行のタイムマシンの役割をはたした。家族性アルツハイマー病の場合、発症年齢は家系によってほぼ一緒である。つまりたとえば四五歳発症の家系であれば、二五歳の被験者の脳内のＡβを見ることで、発症二〇年前の状態がわかる。

その統計をすべていれて、ひとつの図にしたのが、二〇一二年のニュー・イングランド・ジャーナル・オブ・メディスンの論文で、それが世界のアルツハイマー病研究に衝撃を与えたことはすでに書いている（２３１ページ）。

この図からわかったことは、二〇〇〇年代半ばに行われていたバピネツマブなどの治験は介入の時期が遅すぎたのではないか、ということだ。中期、後期のアルツハイマー病患者では、すでに神経細胞死が起こっており、Ａβの抗体を与えてアミロイド斑を除去したところで遅すぎる。では、もっと前、発症前に薬をあたえてみてはどうだろう？

それができるのが、家族性アルツハイマー病の家系の人々だ。

二〇一〇年には、治験をＤＩＡＮに組み入れるＤＩＡＮ－ＴＵの構想が出されている。

ＤＩＡＮの特徴は、井原涼子が感動したように、研究者だけの発案で物事を進めるのではないということだ。ＤＩＡＮの方針を決める委員会は、学者と家族の代表によって構成されていた。家族の代表は委員会に四人いる。

この委員会で、ＤＩＡＮ-ＴＵの構想が学者の側から初めて示された。

観察研究であるＤＩＡＮに治験を組み込むという構想にまず熱烈な反応を示したのは家族の代表だった。

というのは、家族性アルツハイマー病の家系の人々は、これまでどんなアルツハイマー病治療薬の治験にも入ることができなかったのだ。治験はどんな治験も孤発性アルツハイマー病を対象としていた。家族性アルツハイマー病の家系の人々は排除されるようになっていた。

これは、家族性アルツハイマー病が病気の進行については、一般のアルツハイマー病と同じであると考えられているにもかかわらず、違う病気として区分けされているためだ。製薬会社にとっては、そうした被験者はノイズになると考えられている。

それが初めて、自分たちも治験に参加できるのだ。

しかし、ここでひとつ難問が出た。委員会で一人の研究者がこう発言する。

「しかし、治験をするためには、参加者は自分の遺伝子の状態を知る必要があるのではないか」

「妻は変異をもっているのではないか？」

ＤＩＡＮは観察研究の段階では、参加者は自動的に採血をされて遺伝子変異の有無を調べられる。しかし、この結果は、本人には知らされない。

本人が知りたいと思えば、遺伝子カウンセリングを何回かうけて、そのうえで主治医からその結果を知らされることになる。

DIANに参加した人のうち八割は検査結果の告知をうけない選択をしていた。

将来自分がその年齢になった時に、アルツハイマー病になるかならないのかを今の時点で知りたくはない、ということだ。

これは九〇年代初頭に、アルツハイマー病遺伝子が特定されてから、家族性アルツハイマー病の家系のひとたちをもっとも悩ませている問題だ。

実は、ニュー・イングランド・ジャーナル・オブ・メディスンに二〇一二年に載った記念碑的な論文に、こんな出来事があった。この論文を読んだDIAN参加者の夫が、自分の妻が遺伝子をもっているのではないか、とジョン・モリスに電話をしてきたのだ。

「この論文は妻が遺伝子を持っているということを言っているのではないか」

くだんの論文には、表があった。四四人にすでに何らかの症状が出ているとあり、そのうちの四三人が遺伝子変異をもっているとあった。その夫は、「妻はすでに症状があるので、やっぱり遺伝子をもっているのでは？」とジョン・モリスに訴えたのだった。

モリスたちがチェックしてみると、その表は、くだんの女性が参加する前の四四人をもとにつくっていたということがわかった。つまり、その女性のことはその表に入っていなかったわけだが、この出来事でモリスたちは、ふたつのことを学んだ。

家族性アルツハイマー病の家系のひとたちにとって、遺伝子の有無は非常にデリケートな問題であること。だからこそデータの取り扱いに関しては慎重を期さなければならないということだ。たとえ科学論文であろうと、参加者の遺伝子の状態がわかるようなデータの出し方をしてはだめなのだ。

ＤＩＡＮ－ＴＵを始めるかどうかにあたっても遺伝子検査の結果告知は大きな問題となった。遺伝子変異をもっていない人が治験に参加するということは、薬の副作用のことを考えれば百害あって一利ない。

しかし、それを腑分けするためには、参加者は自分がアルツハイマー病遺伝子を持っているか否かを見極めなくてはならないというのだ。

が、この問題は、参加者にも研究者にもすべてブラインドにしたうえで、その遺伝子をもっていない人には、プラセボが行くようにすることで解決した。

治験の薬は製薬会社一〇社が候補を出し、そのなかからイーライリリーのソラネズマブとロシュのガンテネルマブのふたつの抗体薬が二〇一二年一〇月に選ばれた。ふたつ選んだのは、治験自体が非常に長期のものになると考えられたので、同時にふたつの薬剤を試すことが、倫理上も大切だと考えたからだ（ひとつよりも可能性があがる）。

日本もＤＩＡＮに参加

二〇一三年六月一〇日から一二日に日本から四人のアルツハイマー病研究者が、ワシントン大学を訪れ、ＤＩＡＮ－ＴＵの参加者に、最初に治験薬を投与する場面に立ち会うことになる。

新潟大学の池内健《たけし》、大阪市立大学の森啓、弘前大学の東海林幹夫、群馬大学の池田将樹である。

新潟大学の池内健は、一九九一年に新潟大学医学部を卒業。大学院では遺伝学を学んだ。博士号をとったあと二〇〇〇年から二〇〇一年までシカゴ大学の神経生物学センターで、プレセニリンの遺伝子異常が、どのようにAPPからAβの切り出しに関係しているのかということを研究した。ここで基礎研究をしたあとに、新潟大学の医歯学総合病院の神経内科で、「認知症専門外来」を開設した。ここで臨床をやったのである。

新潟大学は遺伝学のメッカだったこともあり、池内は自然と遺伝性のアルツハイマー病に興味を持つ。そして、そのなかで、家族性アルツハイマー病の患者を一一家系も診ることになるのである。

しかし、家族性アルツハイマー病の患者や家系の人たちを診察するのはしんどかった。治療法がない病気なのだ。どのようにしても。

患者の家族からは「将来子どもも同じ病気になるのではないかと心配です」と聞かれる。そうすると「二分の一の確率で遺伝していく。遺伝したら一〇〇パーセント発症する」ということを言わなければならない。

そう説明すると、「その遺伝子をもっているかどうかを調べられるのですか」と聞かれる。「現時点では、陽性だとわかっても治療法がないので、勧めません」としか言いようがない。

池内のなかでは、そうしたなかで家族性のアルツハイマー病の家系の人々を被験者にすることには、抵抗があった。「実験台」のように、家系の人々はとらないだろうか。

それが、ワシントン大学に実際に行って、被験者と会い、そこで働く研究者と会って、がらりと変わっていく。

まず将来に対してポジティブなのだ。被験者のほうも、研究者のほうも。治療法をなんとか見つけたいという情熱のようなものを感じた。そうした情熱を感じるのは、被験者もこの研究の設計にかかわっているからだということもわかった。

そのＤＩＡＮ研究が、治験を始めるというのだ。家族性アルツハイマー病の家系の人から「希望」という言葉を初めて池内は聞いたような気がした。

日本の家族性アルツハイマー病の人たちにもこのような希望を持ってほしい。そう池内は強く思った。

この視察をもとに、日本でも厚生労働省に予算申請がなされ、科学研究費として承認、年間五〇〇〇万円の予算がつけられ、二〇一四年から日本もこの国際研究に加わるべく準備が始まることになる。井原涼子も東大でＤＩＡＮの立ち上げに奔走した。

弘前大学の東海林幹夫は、一九七〇年代に渡辺俊三が発見し、一九八〇年代に田﨑博一が調査をした青森の家族性アルツハイマー病の家系を引き継いでいた。

このようにして、日本でも、家族性アルツハイマー病に苦しむ家系の人たちが、ＤＩＡＮ研究に参加し、初めての治験に入れることに希望を託すことになったのである。

二〇一七年から、観察研究であるＤＩＡＮ－Ｊが始まるが、最終的には二〇人が参加する。参加者の年齢は非常に若かった。発症前の人が一三名参加した。平均年齢は三七歳。二〇代が六名もいた。三〇代が八名、四〇代が五名、五〇代が一名である。

この本の冒頭でとりあげた青森の家系からも六人の参加者があった。

そしてこれらの人々が望んだのは、自分たちの家系を長年苦しめているこの病気の治療法の発見だった。

証言者

井原涼子、John Morris, Randall J. Bateman, 東海林幹夫、池内健、田﨑博一、嶋田裕之、藤井比佐子

第22章　私にお手伝いできることはありませんか

科学者として自分は他の人の役に立ちたい。そう言ってＡＮ１７９２の開発にも参加したラエ・リン・バークはいなくなってしまったのか？　記憶はなくなっても人格は残る。

人間の人格は、記憶によって成り立っているという人がいる。その人がその人らしいと感じるのは、その人の持つ記憶の集積によるものだ。だが、それは本当だろうか？

ラエ・リン・バークは、できることが少しずつなくなり、かつて自分がＡＮ１７９２の開発に参加したことも、その第二世代の薬であるバピネツマブの治験に参加したことも、わからなくなってしまった。

それでも、なお、ラエ・リンはラエ・リンなのだと、ＵＣＳＦ時代からの友人であるリサ・マッコンローグは感じていた。

ラエ・リンは、科学によって人を助けたいという情熱に突き動かされていた。その情熱はいまもラエ・リンの口癖に残っている。

「何かお手伝いできることはありませんか」

別れの時が近づいていた。

ラエ・リンとこうしてサンフランシスコの街を散歩できるのももう、あと何回だろうか。

二〇一七年のハロウィーン。リサは、ラエ・リンをつれてサンフランシスコの街を歩いていた。

友人の家で大きなパーティーがあり、そこに行く前にラエ・リンと仮装のための衣裳を買おうとしたのだった。ハイト・ストリートを歩いた。ハイト・ストリートはブエナ・ビスタ・パークからくだる長い坂道だ。

本屋があったので、入ってみた。ラエ・リンは、本を眺めて不思議そうに手にとってみている。こうして二人はよく本屋によって、科学の本を手にとり、おしゃべりをしたものだった。その本屋を出て少し歩くとお目当ての店「Decades of Fashion」が見えてきた。この店には、一八八〇年代から一九八〇年代までのファッションが、時代別に売られている。

二人は吸いよせられるように、一九八〇年代のコーナーにいた。

一九八〇年代、われらが時代よ。

UCSFのとびきり優秀な学生たちに混じって、遺伝子工学の最前線に自分たちはいた。二人は若く美しく、不可能なことはないと信じていた。

ラエ・リンはきらきらと光沢で光るブルーのワンピースを手にとった。試着室にリサが案内する。ゆっくりとラエ・リンは歩く。店員のせかせかした歩き方にはついていけない。もう自分で服を脱ぐことも着ることもできなくなってしまったが、ラエ・リンにそのドレスを着せた時に、リサは思ったのだった。

この美しいドレスに包まれて微笑むこの女性はまぎれもなく、ラエ・リンだ。

そして二〇一八年の夏がやってきた。

ゴールデン・ゲート・パークに一緒に行ったのが、リサにとって最後のラエ・リン・バークとの外でのデートになった。この日は、ケア・テーカーと一緒に行ったが、ラエ・リンの具合はよくなかった。公園で開かれる野外コンサートだった。科学者仲間と出会った。リサは、ラエ・リンを紹介した。しかし、もうラエ・リンはかつてのように自分をとりつくろうこともできなかった。

施設に入る

家では睡眠が細切れになり、夜中にしょっちゅうおきては、自分の寝場所を探すようになった。夫のレジス・ケリーは週七日、二四時間体制で、ケアラ・テーカーを雇わなければならなくなった。その費用はばかにならなかった。

もう、夫とは話をすることはなくなった。

夜が大変だった。

ワインを飲んだりすると、ラエ・リンは深夜に起き出して「ここは自分のベッドではない」と家中を自分のベッドをもとめてさまよい歩くのだった。

日中に大学での勤務のあるレジス・ケリーにとっては夜寝れないのは辛かった。休日も、一言も発しない妻と二時間も、三時間も向かい合っていなくてはならない。

妻を施設にいれるしかないとレジス・ケリーは決断した。

しかし、いい施設を探そうとすれば、年間一二万ドルは必要だ。そうでなければ、公共の施設を利用することになるが、そうした施設は、患者のことを十分にはみてくれない。

レジス・ケリーは家を売る。売って妻の施設の費用のたしにした。現在も、UCSFの仕事はやめられない。

ウインドチムというその施設は息子の家から車で一〇分の距離にあった。自分は息子の家の光のささない地下室に住むことになった。

週末はウインドチムにいる妻のもとに通う。

「やあ、僕は君の夫、レジス・ケリーだ」

そういうと顔が一瞬輝くように見える。しかし、すぐにもとのようになり、自分が誰かわからないようだった。

孫娘をつれていったり、オペラが好きだったラエ・リン・バークのためにオペラ歌手を呼んだりもした。

レジス・ケリーは学校であったことを、妻に話す。が、独り言を言っているようだ。

二〇一八年一二月に、リサ・マッコンローグは夫と一緒に施設に、ラエ・リン・バークを訪ねている。

ラエ・リンとは、三人でもよく出かけた。そもそも、レジス・ケリーとラエ・リン・バークは自分たちの結婚式の時に知り合ったのだった。しかし、施設で声をかけても、自分たちが誰かはわかっていないようだった。

ドライブに出た。ラエ・リンはアイスクリームが好きだった。アイスクリームパーラーによった。美味しそうにたべていた。

それがリサがラエ・リンに会った最後だ。リサの家からウインドチムまでは車で往復五時間かかる。あとはレジスにまかせることにした。

「何かお手伝いできることはありませんか」

その初老の女性は、施設で会うひとごとにたずねる。

科学の力で人を助けたいと願ったラエ・リン・バーク、ＡＮ１７９２の力で認知症の人々を救いたいと願った彼女は、確かにまだそこに存在する。

証言者

Lisa McConlogue, Regis Kelly

第23章　中間解析

治験の費用を節約するためにもうけられたのが「中間解析」という考え方だ。中途のデータで治験を続けるか否かを決める。アデュカヌマブの「中間解析」の結果がでるが……。

アルツハイマー治療薬の開発の成功率は、他の薬にくらべてそもそも低かった。

米国研究製薬工業協会が二〇一五年七月にこんな報告書を発表している。

一九九八年から二〇一四年の間に臨床治験を行ったアルツハイマー治療薬一二七のうち一二三が開発を中止した。承認取得にいたったのは、わずか四剤。その成功確率はわずか三・一パーセントだ。

臨床試験に入ったすべての医薬品でみると、米ＦＤＡから承認をされる割合は一二パーセントだから、その成功率の低さは際立っている。

これを二〇〇八年から二〇一八年に尺をとってみると、さらに悲惨になる。八六の薬が治験に入ったが、承認された薬はゼロだ（IQVIA Institute調べ）。

あいつぐ抗体薬の治験の失敗で、アルツハイマー病の根本治療薬の開発から撤退する会社も出てきていた。

象徴的なのは、業界二位のファイザー。ファイザーは、二〇一八年にはフェーズ1の段階にあった四剤の開発をあきらめ、神経科学の新薬開発から撤退することを表明した。

内藤晴夫はあきらめない

しかし、内藤晴夫は、あきらめていなかった。他の製薬会社の経営者から見ると驚天動地の決断をくだす。

逆に、「総合製薬」の看板を下ろし、認知症とがんの二分野に絞っていくことに決めたのだった。この二分野の新薬開発に集中し、他の分野で開発中の品目を全て売却する。

治験中の薬だけではない。この二分野に関係のないものは、どんどん売却し、スリムになろうとした。二〇一五年一一月には検査薬子会社のエーディアを積水化学工業へ、食品子会社のエーザイフード・ケミカルを三菱化学フーズにそれぞれ売却すると発表した。

二〇一六年三月期の「アリセプト」の売上はピーク時二〇一〇年三月期の五分の一、「パリエット」も〇九年三月期の三分の一に縮小していた。

二〇〇九年には四四二八人いたエーザイの社員も、二〇一六年三月には三五〇八人まで減らした。

それだけに、二〇一四年にバイオジェンと共同開発の契約を結んだアデュカヌマブ、エレンベセスタットの帰趨はエーザイにとって、自らの命運を決めるものと言ってもよかった。

それぞれが独自開発をしてきた経緯からアデュカヌマブの治験はバイオジェン社が行い、エレンベセスタットの治験はエーザイが行う。

このころになると、アルツハイマー病の治験があまりにも莫大な費用になるために「中間解析」というものを行うようになっていた。治験がすべて終了する前の段階で、データを集計し、これ以上治験を続けても、治験の最初に設定した目標が達成できないと統計学的に考えられる場合には、これを中止するというものだった。そうすることによって、少しでも治験の費用を軽減する。

アデュカヌマブ「中間解析」

二〇一九年三月のある日、アル・サンドロックに一通の社内メールが送られてきていた。サンドロックの部下が、「至急会いたい」というメールだった。海外に出張中だったサンドロック傘下の開発のチームのヘッドも同じメールをもらい、テレコンフェレンスでそのミーティングに参加することになっていた。

会議室に到着すると、サンドロックの部下である生物統計学、規制、臨床、安全性の各チームの長がサンドロックを待っていた。

会議室に入ったとき彼らの顔色を見て、サンドロックは動揺する。悪い報せだ。すべてに対して申し訳ないといった表情なのだ。

アデュカヌマブのフェーズ3。「中間解析」の結果が治験委員会から彼らに伝えられていた。その結果が今度はサンドロックに伝えられた。

副作用はない。しかし、治療的効果もない、治験をこのまま続けていても、治験の目標を達成することはできない、と伝えてきたのだった。

スライドが投影され、資料が配られた。そのスライドをサンドロックは見る。そして配られた資料を、何度か見直した。

治験を中止するか否か、最終的な判断を下すのは、サンドロックだった。

確かに結果は出ていなかった。中止せざるをえない。

その会議での結論をまずCEOに伝えた。そして治験を運営している社員たちを集めて「アデュカヌマブの開発は中止せざるをえない」と伝えた。

集まった社員の中には、涙を流しているものもいた。

エーザイも知る

二〇一九年三月二〇日の夜、内藤晴夫は認知症分野のトップである執行役員の木村禎治とともに、ハーバード大学のブリガム・アンド・ウィメンズ病院のレイサ・スパーリングを、丸の内にある東京會舘二階の八千代という和食の店で、もてなしていた。

岩坪威が組織するアルツハイマー病関係の学会が東大であり、その後京都でも、同じような国際会議があったため、世界中からアルツハイマー病の研究者が東京に集まっていた時期でもあった。

この席ではおもに、スパーリングが構想するアルツハイマー病のプレクリニカル（発症前）の被験者へ治験薬を投与するプロジェクトについて、内藤がスパーリングを質問攻めにしていた。

レイサ・スパーリングの構想は、コンソーシアムをつくり、そこで発症していない人々をスクリーニングし、孤発性アルツハイマー病の発症の一五年以上前にさかのぼるA3スタディ、それ以降の発症前のA45スタディという野心的なものだった（これについては後述する）。

エーザイは、これらの研究に、スウェーデンのバイオアークティック社から二〇〇七年一二月に導入したもうひとつの抗体薬BAN2401、そしてベース阻害剤のエレンベセスタットを、治験薬として提供するつもりでいた。

通常CEOは、おおまかな方針をきめたらば、細かな治験の設計などには、興味がない。しかし、内藤は、実に細かな点まで聞いてくる。それだけ、アリセプト以来、アルツハイマー病の治療薬にかける情熱は筋金入りなんだな、とスパーリングは感じていた。

しかし、この席で、ボストンですでに結果が出ていたアデュカヌマブの「治験中止」の話は出ていない。少なくとも、木村禎治は知らなかった。

エーザイは、フェーズ2の結果をみて、アデュカヌマブのオプション権を行使、フェーズ3の治験費用の相当部分を負担していた。

エーザイの中でその衝撃のニュースが広がるのは翌朝からだ。

三月二一日は春分の日で休日だ。しかし、PR部長の三好良岳は、早朝電話でたたき起こされる。アデュカヌマブのフェーズ3の無益性解析で結果が出ず、治験が中止されることになったのだという。すぐにプレスリリースを用意してほしい、ということだった。

三好は休日出勤をして情報を集め、プレスリリースの草案を用意する。その草案が、メールでまわってきて、木村禎治は初めて、アデュカヌマブの治験が中止されることを知り衝撃をうける。

It's futile

チューリッヒにいるニューリミューン社のロジャー・ニッチのもとには、三月二一日の昼間、正午かっきりに、ボストンのアル・サンドロックから電話がかかっていた。

オフィスでその電話をとったロジャーに不吉な予感が走る。チューリッヒで正午ということは、ボストンはまだ朝五時だ。そんな時間に電話がかかってくるとはただごとではない。

「まだボストンは朝の五時じゃないか。一体どうしたんだ」

電話の向こうの、サンドロックは、しばらく言葉を発することができなかったのか無言だった。そして一言、まずこう言ったのだった。

「無益だった（It's futile）」

治験は中止される。そのことを聞いた時、ロジャー・ニッチは、チューリッヒ大学の付属病院で治験に入っている患者のことをまず考えた。そして、世界の各地で、この薬の効果を信じて治験に入っている医者たちのことを考えた。

やがて彼らはプレスリリースで、そのことを知るだろう。世界が崩れ落ちるような感覚がした。

と同時に、サンドロックの説明を聞きながらロジャー・ニッチが考えていたのはもうひとつのことだ。なぜ、フェーズ2であれだけの効果が出ながら、フェーズ3では出なかったのだろうか。それは論理的ではない。

唯一のなぐさめは、治療的な効果は出ていなくとも、Aβの集積の除去には効果を発揮しているということが「中間解析」でも認められていたことだ。

東京時間の同日二〇時、ボストンの朝七時に、アデュカヌマブは「無益性解析」によって治

リスボンで行われるAD／PDミーティングに移動をする。

東京に集まっていたアルツハイマー病の研究者たちも、そのニュースを衝撃をもってうけとめていた。このあと京都で島津製作所が主催するバイオマーカー関係の国際会議に出たのちに、リスボンで行われるAD／PDミーティングに移動をする。

ロジャー・ニッチはサンドロックから電話をもらった三時間後の午後三時には、ニューリミューン社の五〇名の社員を集めていましがた発表になったばかりの「無益性解析」の結果を説明した。二〇〇六年一二月に、人間の自然抗体である「アデュカヌマブ」を発見して以来続けてきた治療薬への努力はついえた。会社はただちにプランBであるコスト削減に転換しなくてはならないとした。

一週間後ロジャー・ニッチはリスボンのAD／PDミーティングのウェルカムスピーチをすることになっていた。

三月二七日、午後五時すぎからリスボン会議場で行われたオープニングセレモニーの冒頭ロジャーは、一週間前のアデュカヌマブ治験中止のニュースに触れてこう挨拶をする。

「アルツハイマー病に苦しむ患者や、介護をしている人々、その家族、そして治験のため一生懸命働いてくれた何千人もの技術者たち、看護師や治療にあたっているスタッフの皆さん、そして研究に携わる私の同僚たち……」

言葉に詰まったあと、ロジャーはこう続けた。

「申し訳なかった。こんな残念な結果をだすことになって……」

会場には涙ぐむ人の姿もあった。

このＡＤ／ＰＤの期間中、ひとりぽつんと会場に残っていたロジャー・ニッチに東大の岩坪威は東京での会議の打ち合わせをしようと声をかけている。

ロジャーは、気をとりなおしたようにこう言ったという。

「ありがとう。でも、抗体療法のシンポジウムがこれからあるんだ。また、一から勉強のしなおしだ」

この年の九月にはフェーズ3まで進んでいたエレンベセスタットに対する独立安全性データモニタリング委員会の勧告があった。ここでも途中までのデータの集計から、「本試験を継続しても最終的にベネフィットがリスクを上回ることはない」として治験中止の勧告があった。

エーザイでは、この委員会の報告を、深夜まで小石川のエーザイ本社の内藤の部屋がある階で待った。メルクやイーライリリーのベース阻害剤はすでに、副作用が重すぎることから中止になっていたから、エレンベセスタットは安価なベース阻害剤で最後に残った希望でもあった。

しかし、その希望も砕かれた。

これで、エーザイとバイオジェンが共同開発を提携した四薬のうち二薬が打ち落とされた。に、見えたのだが……。

大逆転

アデュカヌマブの「中間解析」は、二〇一八年一二月二六日までに一八カ月の治験の期間を終えた一七四八人のデータをもとに行われた。中止が発表されたのが、二〇一九年三月二一日だ。

インターネット上では、この中止の発表のあと、アル・サンドロックについて「ドラッグ・ハンターの伝説もついにお終いか」といった書き込みもみられた。

が、この一二月二六日から治験の中止が発表になる三月二一日の間にも治験は行われていたのだ。そのデータ二〇六六人の分は中止発表以降、バイオジェンに入ってくることになる。

失敗した治験についても、学会等で入ってきた全てのデータをもとに発表しなければならないので、バイオジェンのチームはデータの解析を続けていた。

するととんでもないどんでん返しがあったのである。

あとから入ってきたデータを全ていれて合計三二八五人のデータでもう一度計算をしなおすと、治験の大きなグループふたつのうちＥＭＥＲＧＥでは治療上の目標をすべて達している、という結果が出たのだった。

ＥＮＧＡＧＥについても、あとから入ってきたデータを加え10ミリグラム以上投与のグループで計算してみるとやはり有意に結果が出ている。

これはどういうことだろうか？

六月には、ＦＤＡとの会合がバイオジェンとの間にもたれる。アル・サンドロックが主導した。

この結果を見せるとFDAは大変興味を示したという。

サンドロックは、さらに細かくデータを解析するよう指示した。

するとこんなことがわかったのである。

治験のプロトコルでは、治験の初期段階では、投与量をあげないように、とあったのだった。つまり10ミリグラムの投与はなかった。1ミリ、3ミリ、5ミリで大きな問題がでないとわかってから、10ミリグラムの投与のグループが始まった。中間解析で、締め切った二〇一八年一二月二六日段階のものでは高用量のグループが入っていなかったのである。

そしてこの高用量のグループをいれてみると、記憶、見当識、言語などの認知機能において顕著な効果が見られた。さらに、金銭管理、家事（掃除、買い物、洗濯など）や単独での外出などの日常生活動作においても効果が見られた。これらはEMERGEのグループにおいては、統計学的に主要評価項目をすべて達成した。

ENGAGEのグループでも高用量のグループだけをみるとやはり主要評価項目を達成していた。

データが初めて意味をなした

チューリッヒにいたニューリミューン社のロジャー・ニッチは、この時期、ボストンに呼ばれてそのデータを見せられている。

CEOのミシェル・ボナッソスが出席するその会議の席上で、直接手渡されたデータを、ロジャー・ニッチは熱心に読み解いた。

その会議が終わったあと、ロジャー・ニッチはバイオジェン社の一階ロビーに備えつけられた椅子に、放心したように、座り込んでしまった。

一時間ほど、入り口を行き交う人々を一人眺めながら、さきほどの会議で開示されたデータの意味を考えていた。

なるほど、確かに、治験のプロトコルは、高用量のグループも低用量でならした後に最高用量を投与している。だから、残りの三カ月のデータが入った時点で、ようやく、フェーズ2と同じ結果がでるようになったのか。

三月の絶望以来、初めてニッチは、得心がいった気がした。データが初めて意味をなすようになったのだった。


エーザイに伝えられたのは、エレンベセスタットの治験が中止になる前である。


二〇一九年一〇月二二日、両社は世界中をあっと言わせるプレスリリースを発表する。

〈アデュカヌマブ 臨床第Ⅲ相試験で得られた大規模データセットの新たな解析結果に基づき、アルツハイマー病を対象とした新薬承認申請を予定〉

一度は「中間解析」で中止になったはずのアデュカヌマブの復活は、様々なところで議論を巻き起こした。バイオジェン社のＣＥＯのミシェル・ボナッソス自らがニュース番組に出演して、その意味について説明をしたりもした。

プレスリリースでは、二〇二〇年の早い時期にＦＤＡに承認申請することをはっきりと書き、プラセボが投与された被験者には、アデュカヌマブを提供する予定があるともうたっていた。エーザイの内藤晴夫は、この発表ののち、申請や審査に影響を与えるからと、アデュカヌマブに関する質問は、記者会見等でも一切うけつけなくなった。

その後、二〇二〇年にはコロナ禍が発生するなどして、第一四半期の申請からは遅れたが、二〇二〇年七月八日、バイオジェン社はＦＤＡにアデュカヌマブの承認申請をはたしたことを表明した。

ＦＤＡは六〇日間のレビュー・ピリオドを通じて、この申請を優先審査とするか通常審査とするかを決める。優先審査のプロセスにのるとすれば、二〇二一年一月には、承認か否かについての結論がでる。通常のプロセスでも二〇二一年五月には、その結果がでる。

このアデュカヌマブのフェーズ3の結果を発表するＡＡＩＣ（Alzheimer's Association International Conference アルツハイマー病協会国際会議）のバイオジェンのプレゼンテーションでは、プラセボと10ミリグラム投与のグループの様々な認知機能検査の差異について何度も「奇跡的な違い」という言葉が使われ、その有効性が強調された。

主要参考文献・証言者・取材協力者

Alfred Sandrock, Reisa Sperling, Roger Nitsch, 木村禎治、三好良岳、岩坪威

One of the world's best drug hunters went after Alzheimer's. Here's how he lost, by Matthew Herper, STAT, June 6, 2019

第24章　勇気あるスピーチ

ＤＩＡＮ－ＴＵの抗体薬の治験に日本のＤＩＡＮは遅れて入れなかった。二〇一七年、ロンドンで行われたグローバルな家族会に、青森から一人の女性が参加し、スピーチする。

家族性アルツハイマー病の家系の人たちにとって治験に入ることができる、というのは何よりもの希望になった。

ワシントン大学で最初の被験者の登録は、二〇一二年一二月三一日。二〇一三年中に登録者は増え続けた。

ＤＩＡＮが観察研究のみだった時には関心をよせなかった家族も呼びかけに応じるようになった。

日本の場合、厚生労働省の予算は三年ごとにおりる。日本では二〇一四年から年間五〇〇〇万円もの巨額の予算がつけられた。

が、しかし、日本ではその準備は遅々として進まなかった。三年間、一億五〇〇〇万円の予算を消化しながら、観察研究すら始められなかった。ましてや治験を伴うＤＩＡＮ－ＴＵは影も形もない状態だった。二〇一五年末には、ロシュとイーライリリーのガンテネルマブ、ソラネズマブの治験の最後のエンロールメントが終わってしまう。

あっという間に、三年の期間は終わり、次の予算申請では、厚労省サイドから、厳しい指摘がされ、二〇一七年度からの三カ年の予算は、年間一〇〇〇万円まで減らされてしまう。

この二〇一七年度にようやく日本では体制が整い、観察研究が始められることになるのである。

DIANに青森の家族も参加

国立病院機構に所属し、岩手の病院にいた廣畑美枝に、弘前大学医学部の教授だった東海林幹夫から「DIANの立ち上げを手伝ってくれないか」と声がかかったのは、第二期のDIANの予算が始まった二〇一七年四月のことだ。

ただし東海林からこうくぎをさされていた。

「この仕事はたいへんだけど自分の業績としては発表できないよ。DIANのグループとして名前がでることはあるかもしれないが、自分の名前で論文は書けないよ」

こう言われて悔しかったが、しかし、英語ができて神経内科と精神科の両方の臨床をやっている自分の特性を活かすことができると考え参加することにした。弘前大学の医学部のポストで青森の家族性アルツハイマー病の患者を診ることになった。

一九七〇年代に渡辺俊三が発見し、一九八〇年代に田﨑博一が調査をした青森の家族性アルツハイマー病の家系は東海林幹夫に引き継がれていた。

廣畑は、家系の信頼をえるために、医者の領分を超えるつきあいをした。家系の中で具合が悪くなった人が出たらお見舞いにいったり、畑の栗拾いを手伝ったり、リンゴの収穫を手伝ったり、と。

そうして信頼を得て話をしているうちに、いろいろなことがわかってきた。

家族のなかには、自分が思春期の時に自分の母親や父親が病んでいくのを見ているひともいた。多感な時期に、壊れていく親の姿を見て、社会人になってからもストレスを抱えている人もいた。廣畑はだから、神経内科的に診るのではなく、そのしんどさによりそっていく精神科的なアプローチが必要だと考えた。

家系の人々は、みなどうなっていくかその不安が根底にある。そしてその象徴として発病した患者がいる。その患者の診療と「マネージメントには細心の注意を払った」（廣畑）。

その患者をうまく診療し、穏やかにさせておくことができなければ、家族の他の人の信頼が得られない。

田﨑博一が、家系をみていた九〇年代、二〇〇〇年代には、青森で家族会をつくろうとしても難しかった。そうした家族性アルツハイマー病のことで集まって活動するという考え自体が一族に受け入れられなかった。

しかし、家族が動かしていくというワシントン大学で始まったＤＩＡＮ精神は遠く青森の地にも、浸透しようとしていた。

ランディ・ベートマンが、この青森の地を訪れたのは、廣畑がＤＩＡＮに参加する二年も前のこと。二〇一五年一〇月のことだった。

東海林幹夫が招聘し青森市で開かれた日本認知症学会学術集会にきて講演をした。このときベートマンは青森の家族性アルツハイマーの家系の一族とも会い、一日一緒に過ごしている。

そのときに、ベートマンの印象に残った活発な一人の女性がいた。英語を話せるわけではないが、ＤＩＡＮに希望をいだき、積極的にかかわろうとしている姿が印象に残った。

その女性は、二〇一七年七月にロンドンで行われたＤＩＡＮの国際会議でスピーチをすることになる。

ベース阻害剤の治験には入れず

日本での予算の第二期は、二〇一七年から二〇一九年。この間に、ＤＩＡＮ－ＴＵのＡβ抗体薬の治験の次の薬の治験には入るつもりでいた。

ガンテネルマブ、ソラネズマブの次には、ヤンセンファーマのベース阻害剤を予定していた。が、このヤンセンファーマのベース阻害剤は肝障害の副作用が出て、本線の治験自体が、フェーズ3の途中でドロップしてしまう。日本でもクインタイルズという治験会社をいれて、目前まで準備をしていたが、ＤＩＡＮ－ＴＵでの治験はなくなった。

ＤＩＡＮへの参加者を募る際に、治験に入れるという点を強調していたから、この治験の中止はＤＩＡＮ－Ｊにとって痛かった。

さらに、ＤＩＡＮ－Ｊの運営のしかたに、厚生労働省は厳しい目を向けた。このころになると、資金は日本医療研究開発機構（ＡＭＥＤ）を通じて交付されていたが、ＤＩＡＮ－Ｊからの報告に、日本でのＤＩＡＮの成果がふれられていないことを、ＡＭＥＤは厳しく指摘した。研究代表を務めていた森啓は、二〇一四年度にＤＩＡＮが始まった時には、すでに大阪市立大学を退官の歳をむかえており、その後は新潟の病院にいながら指揮したのだが、運営報告が他のＤＩＡＮのメンバーに充分になされないなど、様々な問題があった。

二〇二〇年度からの新たな三カ年の予算申請に関して、森は研究代表を降りることになる。

長く家族性アルツハイマー病の青森の家系を見ていた弘前大学の医学部でも異変があった。東海林幹夫が、二〇一九年三月末で弘前大学医学部を退官してしまったのだ。教授選で選ばれた後任の教授には、DIANは引き継がれず、弘前大学医学部はDIANから外れてしまうことになる。

それにともなって、廣畑も弘前大学医学部のポストを失うことになる。

すでにDIANには、全国から家族性アルツハイマー病の家族二〇名ちかくが参加をしており、二〇二〇年度以降も継続する必要がある。

東京大学の岩坪威は、自分の研究室に所属する井原涼子を次の研究代表として強く推した。井原はワシントン大学に留学して、ジョン・モリス、ランディ・ベートマン以下のDIANを始めて中心になっているメンバーもよく知っている。

岩坪は井原涼子に、「このままではDIAN－Jはのたれ死にしてしまうのだから、お前やれ」といって押し切った。

こうして二〇一九年一二月にはいったんは井原涼子を研究代表としてDIANの予算申請をすることが決まるのだが……。

国際家族会

DIANの国際的な家族会議は、二〇一五年に初めて開かれた。AAIC（アルツハイマー病協会国際会議）の一環としてワシントンに、九九名の家族性アルツハイマー病の家系の人々が、世界中から集まった。

アメリカのみならず、アルゼンチンやドイツ、イギリス、オーストラリアからもその会議に家族性アルツハイマー病の一族があつまった。三〇代、四〇代、五〇代といった非常に若い時期に発症をするこの病気は遺伝子によって代々受け継がれてきた。家族は、孤立し、親の世代、祖父の世代、曾祖父の世代それよりずっと以前の世代から受け継がれてきたこの病気の悩みを、家系の中にだけにしまいこみ、孤立してきた。

その彼ら、彼女らが、互いに話し、悩みを共有する。そこに医者や介護者、製薬会社の人々も参加をして、交流をする。

すでに、ソラネズマブ、ガンテネルマブの治験が始まっていたこともあり、家族のなかには大きな「希望」が芽生えていた。

この国際的な家族会議は、AAICの開催にあわせて以降毎年一回は開かれていくことになる。

二〇一五年には、日本もDIANに参加しているが、最初の家族がこの国際会議に参加するのは、すでに書いたように二〇一七年を待たなくてはならない。

ソラネズマブ、ガンテネルマブのDIAN-TUの参加者に対する治験は、七年にわたる長いものになった。DIANの参加者がこの治験に参加するためには、CDRが0・5以下でなくてはならない。CDRは3がもっとも進行し認知機能が損なわれた状態で、0が正常だ。つまり、アルツハイマー病でもMCI（軽度認知障害）と呼ばれる段階か、軽症（mild）の症状の人が参加を許される。さらにDIANの特質をいかして、発症前の人たちも参加できることになっていた。発症年齢より一五歳若い年齢までを基準とした。

七年という期間になったのは、こうした軽症あるいはMCIの場合に、その進行の差は長期間観察しなければ、わからない、ということからそうした長い尺をとったのだった。

コードブレイクは、二〇二〇年二月三日。


「もう、薬をえることはできないのか？」


二〇二〇年二月三日、アメリカのセントルイスにあるワシントン大学に、ソラネズマブを提供したイーライリリー、ガンテネルマブを提供したロシュ、そしてDIANのワシントン大学からランディ・ベートマン、ジョン・モリスらが集まってコードブレイクされたデータを吟味した。

その結果は治験時に設定された認知の指標で、どちらの薬もどの指標も達成していないというものだった。

この結果は、欧州の株の取引市場がしまった後、セントルイスの時間で午前一時三〇分にプレスリリースによって発表された。

治験の目標を達せず、両社は治験を中止する。

このニュースはDIANから治験に参加した一九四名、そしてその家族に、深刻な打撃を与えた。

DIANの家族と連絡をとっているエレン・ズィグマイヤーやベートマンのもとには、

DIANに参加している家族からの問い合わせが殺到した。

「もう、薬をえることはできないのか？」

「まったく意味がなかったのか？」

悲嘆にくれて訴える治験参加者とその家族にベートマンは、こう説明をした。

「待ってくれ。製薬会社が治験を継続するかどうかという点での、認知機能の目標は達していないが、Aβの蓄積の除去などのバイオマーカーでは、有意に結果が出ている。このあとオープンラベルで薬の供給を続けるかどうかについては、さらにデータを細かく見てみる必要がある」

実際、七年の治験では、最初のうちは、バピネツマブと同様にARIAの副作用をおそれて、投与量が低かった。その投与量があがったのは、アデュカヌマブがフェーズ2で10ミリグラム投与を試し、認知の面で治験の目標を達したというフェーズ2の報告があった二〇一六年以降のことだった。

だから、十分な投与量での結果がでるには早すぎたのではないか？

そのことを知るためにもオープンラベルの投与を続けるべきではないか？

オープンラベルというのは治験のようにプラセボ（偽薬）がある投与ではなく、すべて実薬での投与となる。

そのようにして分析を進めると、ソラネズマブに関してはバイオマーカーについてもはかばかしい結果は出ていなかったが、ガンテネルマブについては顕著な結果が出ていることがわかった。

Aβの蓄積のみならず、脳脊髄液中のタウも減少し、神経変性においてもプラセボに比べて有意な結果が出ていた。

この結果をもってロシュと対応を協議した。

DIAN-TUとしての結論は、二〇二〇年五月二七日に発表された。

四年から七年の治験に参加した被験者は（ソラネズマブをうけたもの、プラセボだったものも含む）、ガンテネルマブの投与を引き続きうけることができる。

そのことによって、アミロイド、タウ、神経の変化をみる。そしてこれらの変化がどのように認知機能に影響をおよぼすのかをみる。

ただし、オープンラベル、すべて実薬での投与となると、治験の時のように、参加者も医者も、遺伝子のステータスについてブラインドというわけにはいかなかった。遺伝子をもたない健常な人が参加してしまえば、その人は副作用だけをうけるということになる。

このオープンラベル投与に参加するためには、遺伝子カウンセリングをうけて、自分が遺伝子変異を持っているか否かを知る必要があった。その結果、陽性つまりアルツハイマー病の遺伝子をうけついでいる人だけがこのオープンラベルで実薬を続けられるということになる。

それまで、DIANに参加した人の八割が、自分の遺伝子の状態を知ることを拒否していたことはすでに書いた。

これは、参加者に厳しい選択を迫ることになるだろう。

ランディ・ベートマンは、持っている情報をすべて共有をしたうえで、参加者自身に決めてもらおうとした。DIANの精神は、医者が決めるのではない、家族性アルツハイマーの家系の人たちと一緒に設計していくのだ。

ベートマンは、この発表の直後にＺｏｏｍのウェビナーを使って、オンラインでの説明会を開く。

オープンラベル

二〇二〇年五月末、すでに全米はコロナ禍のまっただなかにいた。ウェビナーでの説明会が始まった。

すでにプレスリリースは出しているので、参加者から質問をうけつけ、それに答えていく形でウェビナーは進んだ。

「薬にはどんな効用があるのか」「なぜオープンラベルをやるのか？」「なぜ、この薬が我々にいい影響を与えると思うのか」という質問からウェビナーは始まったが、オープンラベルに入ることができる人の条件に質問が集中した。

「治験の途中でドロップアウトした人も入ることができるのか」

「それはできない。治験をやりとおした人だけに権利がある」

「私は治験をやりとおしたが、私の家族や、ＤＩＡＮに参加していない家系の人でも入れるのか」

「繰り返すが、治験をやりとおした人だけに権利がある。それは、継続的に投与することの効果をみるためだ。したがってオープンラベルはこのコロナ禍にあってもすぐに始める」

「オープンラベルはどのくらい続くのか？」

「あと三年続けて、どんな変化がおこったかをみる」

一番議論となったのが、オープンラベルを続けるためには、遺伝子検査の結果を知らなければならないということだった。

多くの人が自分の遺伝子の状態をあえて知らずに、五〇パーセントの確率を信じて日々を生きてきた。それが結果を知らなければいけない、ということだ。

ウェビナーは予定の時間を大幅にオーバーして二時間強かかったという。

が、これぞDIANの精神なのだ。情報は医者が独占するのではなく、参加者と共有をする。そして参加者が自らの選択を決める。

このようにして最初のオープンラベルによるガンテネルマブの投与が七月には始まるのである。

勇気あるスピーチ

そして、日本。

この章を、この本の最初から登場する青森の家系の中の一人の女性の話で終わりたい。

彼女は、二〇一五年に青森を訪ねたランディ・ベートマンに家族と一緒に初めて会った。

そして二〇一七年に日本でも準備が整うと、DIANに参加し、この年の四月にアルツハイマー病の国際会議にあわせて京都で開かれた全国の家族会に参加した。

英語を話すことができず、日本の外に出たことがなかった彼女だったが、七月にロンドンでAAICにあわせて開かれるDIANのグローバルの会議にも出席することにした。

毎年七月に行われるＤＩＡＮのグローバルの会議には、米国、オーストラリア、ドイツ、スペイン、イギリス、アルゼンチンから家族性アルツハイマー病の家系の人々が参加をしていた。日程の初日の午前中に、ファミリー・プレゼンテーションという行事がある。家族性アルツハイマー病の当事者の何人かが、自分の家族そして自分の苦しみ、悩み、喜びを語るのだった。

ロンドンでプレゼンテーションをする何人かの家族のうちの一人に彼女はなった。

重要なのは、家族だけではなく、研究者も医者も、製薬会社の人も、ＤＩＡＮにかかわる人全員がそのプレゼンテーションには参加して家族の話に耳を傾けることだった。

マスコミなど外部に公開されているものではない。

会場はロンドン市の中心ブルームズベリーにある総合大学ユニヴァーシティ・カレッジ・ロンドン。

このホールで朝八時三〇分から、家族の一人一人が登壇し、五分間程度スピーチをした。日本の青森からやってきた三〇代のその女性が、スクリーンの前にたつと大きな拍手がおこった。青森の柔らかなイントネーションで、彼女は話し始めた。彼女が話すと逐語訳で弘前大学から一緒に来たスタッフが通訳をする。

こんにちは。今日はこのような機会を与えてくださり、ありがとうございます。日本の患者と家族を代表して、世界の皆さんの前でお話しすることができるのがとてもうれしいです。ちょっと私、忘れそうなので、見ながらしゃべります。

まず、私が日本のどこから来たのかを話します。私は青森というところから来ました。青森は日本の北のほうで、東京から飛行機で1時間ほどのところにあります。青森はおいしいリンゴを作っていて、春の桜と冬のたくさんの雪で有名です。

これは弘前大学病院の写真です。

ここで私は二〇一六年からDIAN研究に参加しています。DIANで検査を受けるときはこの病室に一日だけ泊まります。PETは東京に行って検査を受けます。弘前大学では応接テーブルやシャワー室、ミニキッチンまで付いている病室に泊まりました。この写真には写っていませんが、ちゃんとベッドもあります。このような機会でなければこんなに豪華な病室に泊まることはないだろうなと思いました。

先ほどから話題になっている腰椎穿刺《ようついせんし》の件ですが、私も事前に、割にこう、若い女性は起き上がれないぐらい頭痛がすると聞いていました。

私のいとこはまったく頭痛がなかったんですけれども、私は大当たりして、症状が出てしまいました。

が、正直なところ、本当のところ、別に腰に針を刺されたときは痛くはなかったし（笑）、頭痛も薬を飲んだら治ったので、今ではとてもいい思い出です。

これは先生が調べてくれた私の家系図です。ここが私の家族で、これが私です。

DIANに参加して、私にもこんなに親戚がいることがわかりました。地元の家族会ではそうした親戚の方と初めて会って、話す機会もありました。誰にも言えず孤立している家族もあるそうです。

今年の四月に京都で第1回のDIAN-Japanの家族会がありました。参加して、日本で同じ病気を持つ家族の人に会えて、本当に私にとってはいい経験でした。病気のことや、家族や、自分の子どものことや、介護のこと。子どもや孫にどう告知するか。結婚や就職など。皆さんと同じ、また違った形の悩みをみんな持っているということがわかりました。

初めて会った人たちなのですが、同じ立場ということで、気兼ねなく病気の話ができました。

皆さんと同じ病気を持つたくさんの人と家族が日本にもいます。私たちは今回職場からお休みをいただいて、はるばるロンドンまでやってきました。世界の皆さんと交流するためです。皆さんと昨日の夜もお会いできて、とても勇気づけられました。あとで皆さんとお話しできるのをとても楽しみにしています。

この写真は私の家族と親戚になります。私の母がここにいまして、これが私です。それと、ここがきょうだいです。

母は四五歳のときに若年性のアルツハイマーと診断されました。

ですが、この年齢の数年前から症状は出ていたなと思います。これは私のおじで、さっきのいとこのお父さんなんですが、彼もまた発症して、五七歳で亡くなりました。先ほどのいとこのお父さんにあたります。


この写真は母が発症してから撮影されたものです。

母が抱いているのは甥っ子です。

私はこの穏やかな母の表情の写真がとても好きです。

母はとても穏やかな人で、発症してからも比較的穏やかでした。

この頃からいろいろなことが正常ではなくなり始めました。

母の運転が危なくなり始めたり、何度もお願いしたのに私を迎えに来てくれるのを忘れたり、食べ物をタンスに隠すようになりました。

そのようなこともあり、ミスが増えてきたので、うちの母は仕事を四二歳で辞めました。

母は今、六五歳になります。ずっと病院にいて全介護で入院しています。もう発症してから二〇年近くになるんですが、今はもう寝たきりで、私たちが誰かも認識できていないと思います。


これは四三年前の私の両親の結婚式の写真です。私は仕事が忙しく、最近、ほとんど母のところに会いに行けていませんが、私の父は今でも毎日のように母のところに会いに行っています。

昔、母はよく「お父さんみたいな人と結婚しなさい」と言っていました。

母がなぜそう言っていたのか、今ならよくわかります。

発症後の母のエピソードをひとつ、ここで共有させてください。

うちの母はある日突然、自分の育った実家のほうに向かって歩き出しました。とても歩いて行ける距離ではないのですが、彼女はすごいしっかりとした足取りで、ニコニコしながら笑顔で歩いていました。もちろん、途中で、探して、迎えに行きましたが、今思えば、母はただ実家に行きたかっただけだったと思います。

そのときの母はとても幸せそうでした。

私はその日の母の笑顔を今もよく覚えています。

最後に、私のいとこ、いとこたちのお母さん、おばが私に言ったことをお話ししたいと思います。

おばは私に、「あなたは好きな人と結婚して、子どもを産んでほしい」と言いました。

私は自分よりも若い世代の人たちに自分の将来や結婚や出産について、遺伝のことを気にせずに選択できるような、そんな日が来ることをDIANとDIAN－TUの皆様にお願いします。ありがとうございました。

彼女のスピーチの途中から、会場では、何人もの家族がハンカチをとって涙をぬぐっていた。家族だけではなく、DIANで参加者のリクルートを担当しているエレン・ズィグマイヤーも泣けてしかたなかった、という。ランディ・ベートマンやジョン・モリスそして井原涼子も激しく心を動かされた。

夏の海水浴場で家族が集まって撮影した記念写真。

すでに発症をしていた母親がまだ赤ん坊の甥を広い公園の芝生に座りながら優しいまなざしで抱いている写真。

そして母親の結婚式での写真。

艶やかな日本髪を結い、緑と金の着物で赤い帯。満面の笑みで、祝福の日を迎えたのだった。新郎とならんで座るその長身の女性は輝くように美しい。

これら一枚一枚の写真を見ながら聴く彼女の母親の人生に、誰もが感動した。

そう。

自分がたとえ間に合わなくとも、若い世代が、自分の将来や結婚や出産について、自由に選択できるその日が来ることを信じて、今私たちはここにいるのだ。

そして研究者もまた、彼女のスピーチを聞いて、自分がなぜこの仕事をしているのかということを再認識した。

研究者の中には、激しい競争のなかで、ともすれば、自分がなぜこの研究をしているのかというその原点を見失ってしまう者もいた。それを見失うことがないように、研究室のホワイトボードに「なぜ自分がこの研究をしているのか忘れるな（Remember the reason you do the research）」とおりにふれて書きつけている研究者もいる。

彼女のような人々が、自分の将来や結婚や出産について病気のことを気にせず自由に選択ができること。

その未来のために自分たちは日々この病気と戦っているのだ。

主要参考文献・証言者・取材協力者

Ellen Ziegemeier, Randall J. Bateman, John Morris, 井原涼子、東海林幹夫、廣畑美枝、岩坪威、池内健

Topline Result for First DIAN-TU Clinical Trial: Negative on Primary, ALZFORUM, 10 Feb 2020

Investigational drugs didn't slow memory loss, cognitive decline in rare, inherited Alzheimer's, initial analysis indicates by Tamara Bhandari, Washington University School of Medicine in St. Louis, 10-Feb-2020

Gantenerumab improved markers of disease in rare, inherited form of Alzheimer's disease, by DIAN-TU, Washington University School of Medicine in St. Louis, MAY 27, 2020

エピローグ　今は希望がある

「今は希望があります」。九〇年代に家族性アルツハイマー病の調査をした田﨑博一は言った。近年の研究のめざましい発展に、患者の側も情報共有をし自己決定することが求められる。

八〇年代、九〇年代に青森の家族性アルツハイマー病の家系の人たちを診てきた田﨑博一（プロローグ他参照）は、今も県内の精神科の専門病院で、家族性アルツハイマー病とかかわり続けている。

その病院を、二〇二〇年九月に再訪した。以前田﨑に会ったのは、二〇〇五年一一月のこと。弘前大学医学部の助教授、青森県立保健大学副学長などをへて、その病院の院長に転じたばかりのことだった。

薄暗く、患者の姿もほとんどなかった当時とは、比べものにならないほど、活気にあふれ明るい病院に生まれ変わっていた。

「二〇〇五年にお会いしたとき、この病気は治療という点に関しては、将来の展望もなく、だから遺伝子変異があるとわかってもお伝えができない、ということをお話ししたと思います。しかし、今は『希望』があります」

田﨑が言うのは、ＤＩＡＮ研究の進展や、アデュカヌマブの承認審査の件をさしている。米国のＦＤＡは、二〇二〇年八月バイオジェンに対してアデュカヌマブに関して優先審査のプロセスをとることを通知した。バイオジェンは、優先審査を要求できるバウチャーを他の薬での公益への貢献により取得していたが、そのバウチャーを行使しなかったにもかかわらず、FDAはすみやかに審査をするということを決めたのである。このことで早ければ二〇二一年一月、遅くともFDAがバイオジェンに送ったレターによれば、二〇二一年三月七日までに結果がでることになる。

このことは、薬が承認されるサインだととらえて、バイオジェンとエーザイの株価は急騰している。

ただ承認されるにしてもどのような形で承認されるのか、いぶかる向きもある。抗体薬はすでに何度か書いてきたように、生物製剤であるので、費用がかかる。薬の値段は一月一〇〇万円にもなると現在の時点で試算しているメディアもある。

しかも、予防のために発症前から何年間も投与し続けるとなると、そもそも健康保険がカバーできるのか、という問題がある。

エーザイはそのため、内藤晴夫が投資家とメディアに説明をした二〇二〇年三月のインフォメーション・ミーティングでも、認知症に関わる費用は、医療費だけではなく介護のコストが大きいことを強調。社会的ケアや家族などのケアによる費用も含めれば、認知症にかかるコストは二〇一五年にグローバルで九〇兆円、二〇三〇年には二二〇兆円になるとの試算を出した。

そうした比較衡量のなかでは、PET等を使ってリスクのある人が発症前から飲み始めることを保険でカバーすることは決して高くはない、と誘導しているということだ。

孤発性アルツハイマー病の発症の一五年以上前にさかのぼるA3スタディ、それ以降の発症前のA4やA45スタディは、ハーバード大学にあるブリガム・アンド・ウィメンズ病院のレイサ・スパーリングや東京大学の岩坪威らによってすでに始まっている。この研究でも抗体薬がフェーズ3の治験として試されているが、それで効果があることがわかれば、アデュカヌマブ等も、発症後の患者だけではなく発症前の使用にも承認の道が開かれることになるだろう。

青森の田﨑博一が考えるのは、家族性アルツハイマー病の家系の人々への保険適用だ。家族性アルツハイマー病はその遺伝子を持っていれば一〇〇パーセント発症することがわかっているのだから、そうした人にこそ、まずまっさきに保険適用して、抗体薬を発症前から投与されることを認めるべきだと考えている。

諮問委員会

ＦＤＡはアデュカヌマブの審査にあたって、外部の委員による諮問委員会（Advisory Committee）を開くことにした。

諮問委員会は新薬承認の際に必ずしも開かれるわけではない。読者は、この本の最初でタクリンという副作用の強い薬の申請についてこの諮問委員会が開かれたことを知っている（99ページ）。あのときは、「現在アルツハイマー病の薬がない」という理由で、ＦＤＡが開催し、その意見を聞いたうえで承認にいたった。

諮問委員会は、外部の有識者に、ＦＤＡ側とバイオジェン側双方のプレゼンテーションを聞いてもらい、データを吟味してもらう。委員会の前には、広く一般からの意見も募る。

コロナ禍の下、全てはオンラインで行われた。あらかじめ、一般からの意見は、ドケットと言われる場所に投稿されていき、一般に公開される。そして会議の四八時間前には、バイオジェン側の資料とFDA側の資料がアップされる。

一一月四日（水曜日）にアップされた資料は両者が一本になっており、バイオジェンのデータと主張をそれぞれの論点についてまず掲載し、それに対するFDAの見解を囲みで提示するものだった。その文書の中で、FDAは、バイオジェンの治験の結果は、「明白なものであり、説得力がある」とし、アルツハイマー病の病状を改善すると述べていた。

バイオジェンとエーザイの株価は暴騰した。バイオジェンの株価は、水曜日一日で、四五パーセント（！）の上昇を示し、三五五ドルをつけた。明けた木曜日の東京市場では、エーザイの株価はストップ高でつかず、翌日ついた始値は、水曜日の終値から二〇〇〇円以上アップした一〇五四〇円だった。

FDA臨床分析官のカイル・クルダイスは、事前にアップされたビデオプレゼンテーションで、有意な結果を示せなかった一方の治験結果（ENGAGE）は、他方の有意な治験結果（EMERGE）を損なう内容ではないとし、こう述べていた。

「バイオジェンは、承認のための充分なエビデンスを示し得たと結論する」

しかし、同じFDAの統計解析官のトリスタン・マシーは、十分な証拠もなしに、治験の一方のデータを除外することは、「非科学的であり、統計学的に不適切、ミスリーディングだ」と、同じビデオプレゼンテーションで述べていたのである。

関係者の大いなる期待をせおって開かれた諮問委員会の委員は一一名。アルツハイマー病を専門としない他部門からの委員もいる。バイオジェンやエーザイと関係のある仕事をした医者、研究者は除かれる。

二〇二〇年一一月六日朝一〇時から開かれた諮問委員会は、時間をオーバーして一七時すぎまで行われた。

会議の冒頭はアデュカヌマブにとって明るい幕開けだった。

ＦＤＡの脳神経新薬部門の責任者ビリー・ダンは、ＦＤＡのアデュカヌマブに対する考えをこう要約した。アルツハイマー病は、アメリカ人の六番目に大きな死因であり、「我々は、アルツハイマー病の新薬への人々の渇望をよくわかっている」。「承認のための証拠は十分に揃っている」

しかし、委員たちの反応は厳しかった。

委員たちの多くは、ＦＤＡ全体の意見ではなく、統計解析官のトリスタン・マシーの意見に与《くみ》したのだった。そもそも一方の治験の結果を無視して、承認を推奨することはできない。ＦＤＡは治験の主要項目を達成したＥＭＥＲＧＥを独立して見ることができないか、という質問のたてかたをしたが、この質問のたてかたにそもそも誘導性を感じ取ったのか、委員は一斉に反発した。委員の一人は、ＦＤＡは、アデュカヌマブが効くという仮説をまずたてたうえで、うまくいかなかった治験がなぜうまくいかなかったかを考えているように見えるとし、「腹がたった」とまで言った。

「ＥＭＥＲＧＥ試験は、アデュカヌマブのアルツハイマー病に対する有効性を示しているか」という質問の評決に対して、「賛成」は委員長ひとりだけ。「反対」が八、「保留」が二。

アミロイドベータやタウ、神経変性などのバイオマーカーについて、バイオジェンの治験は、強いエビデンスを示しているか否か、についての評決こそかろうじて、「賛成」が五、「保留」が六だったが、全体として、ＦＤＡのシナリオを外部の諮問委員会は、支持したとは言えない結果になった。

ＦＤＡは諮問委員会の結論を承認へのテコにしようと思ったのだろうが、あてが外れた形になった。

ＦＤＡは、諮問委員会の結論にしばられるものではないが、難しい判断を迫られる。

治験のデータが完全でないのは明白だ。矛盾する二つの治験結果がある。ではもう一度治験をすることを勧告するのか？　となるとあと四年はかかる。そもそももう一本の治験をするだけの体力がバイオジェンとエーザイにあるか？

大きな影響力を持つ研究者や介護者の団体アルツハイマー病協会が、事前にドケットによせた意見書で、アルツハイマー病の悲惨な現状を述べそのうえで、もし治験の証拠が十分でないのならば、実際に市販をした後の、患者に投与をしたデータを「フェーズ４」として見ればよいとしていた。

このいったん承認をしたうえで、実際に使用した患者のデータを集積して、治験データのかわりにするという「市販後臨床試験」は最近世界的にも強化されている。新薬が本当に有効か、また拡大した適応疾患がありうるかなどを判断するのに非常に重要だ。

〈四年の遅れは、最終的には死にいたるこの病に苦しむ人々にとっては、長すぎます。データが不完全だという科学コミュニティの議論はわかります。しかし治療法のない現在、可能性のある治療法へのアクセスが断たれるということは、何百万人もの患者、その配偶者、母親、父親、祖父、祖母、おじ、おば、友人たち、地域の人たちにとって、とりかえしのつかないことなのです。そうした比較衡量のうえで、我々は、この薬の「承認」を求めます〉

いずれにせよ、ＦＤＡは二〇二一年三月七日までに結論を出さなければならない。

欧州においては、すでにバイオジェンは承認申請をすませ、日本では、当局との申請にむけての話し合いに入っている。エーザイは「承認後」の準備費用七四億円をすでに投資している。日本や欧州での結論もＦＤＡの結論に大きく左右される。

遺伝子治療薬をためす

ワシントン大学のランディ・ベートマンは、ガンテネルマブのオープンラベル投与を続ける一方で、ＤＩＡＮ－ＴＵにおける二の矢、三の矢をすでに実行することを決めている。次はアミロイド・カスケード・セオリー、最後のドミノ、タウに対しての薬の治験に入る。タウの抗体薬を試す一方、遺伝子治療も試される。

この遺伝子治療薬は、中枢神経系におくりこみ、タウに関する遺伝子を改変することでタウの産出をおさえ、神経原線維変化の出現をおさえるという仕組みだ。

タウ抗体薬の治験は、二〇二一年八月までにアメリカのＤＩＡＮでまず始まる。遺伝子治療薬についても二〇二二年八月までに始めたいとし、すでに予算の獲得は済ませている。

日本では、二〇二〇年四月から二〇二二年三月までの第三期のＤＩＡＮの予算申請がＡＭＥＤになされた。六年かかっても日本での成果報告がないという厚生労働省側の批判に答える形で、それまでの研究代表だった森啓にかわって東京大学の井原涼子や新潟大学の池内健らが前面に出るかたちで、日本での観察研究の結果もいれながら申請書をまとめた。

一時は中止の意見も厚労省側では強かったＤＩＡＮ－Ｊだが、継続が決まった。新しい予算はすこし増えて一一五〇万円。

二〇一九年一二月の時点では、井原涼子が研究代表をつぐ予定だったが、井原が東大を出て東京都健康長寿医療センターに移ることを理由にして固辞、ぎりぎりになって新潟大学の池内健を研究代表として申請がなされ承認された。

井原が辞退したことを、岩坪威も池内健も残念がった。ワシントン大学でジョン・モリスの下にいた井原は、患者と情報を共有しながら進めるというＤＩＡＮの精神をよく修得し、日本でも同様の運営をすると考えたからだ。

やむなく代表をひきうけた池内は、ＤＩＡＮ－Ｊの研究をたてなおしたいと考えている。それまで、ＤＩＡＮの参加者を「治験に入れるから」と勧誘してきたことから、タウ抗体薬の治験には、アメリカと同時期に入りたいと私には語っている。

二〇一九年三月に東海林幹夫の退官とともに、ＤＩＡＮの国内サイトから外れてしまった弘前大学医学部は、現時点でも外れたままだ。それどころか、家族性アルツハイマー病の家系を国内サイトに紹介する協力施設（全国に八つある）にも入っていない。ＤＩＡＮに参加していた家族性アルツハイマー病の家系の人たちも一部は大阪市立大学や東大で登録をしなおしたが大勢は外れたままになっている。

ロンドンでプレゼンテーションをした女性と青森で二〇一五年に家族と一緒に出会ったランディ・ベートマンは、そのことに心を痛めている。私から事情を初めて知ると「青森の家族の人たちは、ＤＩＡＮ－Ｊにとってとても重要な人々だ。私もできるかぎりのことをする」と約束をし、池内らに「自分にできることがあったらば何でも言ってくれ」とメールをうった。

家族性アルツハイマー病の家系の人々は、これまでアルツハイマー病全体の原因や治療法の解明のために、大きく寄与してきた。青森の家系も、九〇年代からアルツハイマー病遺伝子の特定に協力したことはこの本の第3章にも記したとおりだ。

日本で新たに研究代表になった池内健は、新しい弘前大学の教授に、弘前まで出向いて挨拶、説明をし、「ＤＩＡＮのサイトとして復帰してもらうよう頭をさげるつもりです」と私に語っている。その新しい教授は、ＤＩＡＮについて前任者からまったく引き継ぎをうけていないので、そのような事態になっていることすら知らなかった。可能性はあると思う。

着床前診断の可能性

遺伝子工学の発展では、カリフォルニア大学教授のジェニファー・ダウドナらによって革命的な遺伝子編集技術ＣＲＩＳＰＲ《クリスパー》－Ｃａｓ９《キャスナイン》の発見が二〇一二年にあった。人間の三〇億の遺伝子の文字の中のたった一文字の誤りを探して、修正ができるという技術で、高校生でもやりかたをならえば、数時間でそうした編集ができる。

私はジェニファー・ダウドナの著書『クリスパー』を以前勤めていた出版社で編集をしたことがある。この編集作業をしている時に、このＣＲＩＳＰＲ－Ｃａｓ９は遺伝性のアルツハイマー病にも応用できるのではないか、とすぐに思った。

一方がアルツハイマー病遺伝子をもつカップルの受精卵を見て、もし遺伝子が受け継がれているとわかったならば、その遺伝子を正常なものに変えればいいからだ。

が、このこと自体はまだ認められていない。ヒト胚を遺伝子編集技術でいじることは、ほとんどの国で禁止されている。

その話をランディ・ベートマンとしていた時に、アメリカでは次の世代に遺伝子を残さない「着床前診断」という方法がある、ということをベートマンが教えてくれた。

「まさに、その話を昨秋の家族会でしたばかりです。病気を次代に残したくないという夫婦には二つの選択肢があります。ひとつは子どもをつくらないこと。そしてもうひとつが『着床前診断』です。体外受精した卵の、遺伝子をしらべてみて、もし遺伝子が受け継がれていることがわかったらば、その胚は流し、受け継がれていなかったら子宮に着床させて、遺伝子を受け継がない子どもを産むという方法です。こちらでは、その『着床前診断』で子どもをつくった夫婦が何組もいます」

この話を聞いたあと、日本ではどうなのかを調べてみた。

日本では、「着床前診断」が認められるのは、二〇歳までに生死に関わる重篤な状態に陥る遺伝病の遺伝子を両親のどちらかが持っている場合に限られていた。

一九九八年に、日本産科婦人科学会が「『着床前診断』に関する見解」を発表して以来その基準は変わっていない。この基準に従えば、どちらか一方がアルツハイマー病の遺伝子を持つ夫婦が申請しても、通らないということになる。事実、日本では、家族性アルツハイマー病の家系の夫婦で「着床前診断」をした例はない。

ところが、その規制を二二年ぶりに緩和しようという動きがまさに、二〇二〇年におこっていたのだった。

きっかけは、網膜芽細胞腫という遺伝性の目のがんに苦しむ女性の訴えからだった。この病気は家族性アルツハイマー病と同様に、優性遺伝で次の世代にうけつがれる。女性は、自身もそのがんで右目を摘出したが、次男にもその病気がうけつがれた。生後三週間でうけた診断は「両眼性網膜芽細胞腫」。両目にがんがみつかり、失明のおそれがある。三人目の出産を望んだが、もう、病気で子どもを苦しめたくないと、「着床前診断」を申請した。が、日本産科婦人科学会に却下された。あきらめきれずに、二〇一九年四月に再申請した。

この女性は、両目の視力がなくなりかかっている次男とともに、顔を出して実名でメディアの取材に応じて「着床前診断を認めてほしい」と訴えた。意見書もだした。そのことが力となり、日本産科婦人科学会で、倫理審議会がたちあがり、医者だけでなく、患者団体や様々な方面の識者の意見を聞いて、規制の緩和を討議することになったのである。

第一回の会合が、二〇二〇年一月二五日に開かれ、網膜芽細胞腫やハンチントン病、副腎白質ジストロフィー、脊髄性筋萎縮症など様々な遺伝病の患者会・家族会も出席した。

ところが、家族性アルツハイマー病からは誰も出席がなかったのである。そもそも、こうした会合が開かれていること自体を、ＤＩＡＮ－Ｊでは把握していなかった。だから家族性アルツハイマー病の家系の人々は会議の存在を知りようがなかった。

私が日本産科婦人科学会に取材をすると、産婦人科にこれまで「着床前診断」を申請した関係から様々な患者団体に声がかかったということを説明されたが、「家族性アルツハイマー病の家族会の方の出席ももちろんさまたげない。広く意見を聞くのが倫理委員会の趣旨」とのことだった。

第二回目の会合が、二〇二〇年一一月、最終回の会合が二〇二一年二月に開かれる予定なので、第一回の資料とともに私は、ＤＩＡＮ－Ｊの研究代表である新潟大学の池内健にこの倫理委員会の情報を共有した。ＤＩＡＮを通じて家族性アルツハイマーの家族会もそのことを知るべきだと思ったからだった。

今回の規制緩和では、病名を特定して規制を緩和するわけではないが、しかし、やはり他の患者会と同様に、議論に参加し、自分たちの運命は自分たちで選択できるように働きかけていくことが、DIANの精神だと思う。そう池内に言った。

日本のDIANではこれまでワシントン大学がやっているような家族会との情報共有はあまり行われてこなかったという。池内は他のDIANのメンバーと相談をしながら、DIAN-Jをよりワシントン大学の理想「家族が自己決定できるよう情報共有する」に近づけたいと考えている。

知る権利

田﨑博一は、ロンドンでプレゼンテーションをした女性の母親の主治医だった。弘前大学医学部附属病院に母親をつれてきたまだ学生だった彼女のこともよく覚えている。

田﨑に二〇〇五年一一月に会って取材をした時には、「この病気は家族会をつくることも難しい」と言っていた。今では、日本全国各地に遺伝性のこの病気の家族会があり、青森にもある。

そうした時代の変化を田﨑は喜んでいる。

田﨑博一が院長を務めるその病院を辞そうと、受付をでると、「患者さんの権利と責務」というタイトルのプレートが掲げてあるのに気がついた。

「医療の中心はあくまでも患者さんやご家族であることを深く認識し」と始まるそのプレートには、「知る権利」と「自己決定の権利」がうたわれていた。

〈十分な説明と情報提供を受けたうえで、治療方法などを自らの意思で選択する権利、あるい

は拒否する権利があります〉

かつてアルツハイマー病には、治療する方法がなかった。

しかし、近年の研究の進展は、たとえば家族性アルツハイマー病に関していえば、DIAN－TUの参加や「着床前診断」の適用範囲拡大の議論への参加など「治療」と「選択」を家族や患者ができるようになってきている。

そうした認識のもとに、田﨑が病院の職員と話し合い、二〇一八年にこの標語を入り口に掲げることにしたのだという。

主要参考文献・証言者・取材協力者

田﨑博一、Randall J. Bateman, 池内健、井原涼子、冨山誠彦、日本産科婦人科学会

Biogen Alzheimer's Drug Fails to Gain FDA Panel's Backing by Anna Edney, Bloomberg, November 07 2020

F.D.A. Panel Declines to Endorse Controversial Alzheimer's Drug, by Pam Belluck, The New York Times, Nov. 6, 2020

朝日新聞二〇一八年二月三日、産経新聞二〇一九年八月三一日、毎日新聞二〇二〇年一月二六日

PGT－Mに関する倫理審議会　資料1～資料6

あとがき

アルツハイマー病をテーマにしたノンフィクションを書こうと思ったのは、二〇〇二年にまでさかのぼります。

当時私は出版社の編集者でいながら、メディアに関するノンフィクションを二冊書いたばかりのことでした。

次のテーマをどうするか考えていた時に、頭の中を去来していたのは、ノンフィクション作家の柳田邦男さんが社にきて、講演した時のひとつの挿話でした。柳田さんはNHK在職時に、航空機事故を描いた『マッハの恐怖』で世に出る。そのときに新潮社の出版部長が言ったのは「次は飛行機のことを書いてはだめですよ」という言葉。飛行機のことを書けば、航空評論家という肩書をつけられるよ。あなたはノンフィクション作家になりたいんだろう？　NHKをやめることを決意して、書いた次の作品は『空白の天気図』という広島の原爆投下後に起こった台風による巨大災害を描いたもの、そういう話でした。

私もテーマを変えようと、この病気のことを取材をし始めたというわけです。

当時は、この本で書いたように、デール・シェンクの天才的なセンスによってワクチン療法という、これまでのアルツハイマー病のアプローチとはまったく違った方法があみだされ、明日にでもアルツハイマー病は治る病気になるという熱気が、研究の現場にはあった時代でした。

しかし、このときはうまく本にまとめることができなかったのです。

二〇〇六年に出版社で管理職になったこともその理由にありましたが、アルツハイマー病の治療法の開発というのが、それほど簡単なものではない、ということがわかったことが大きかったように思います。シェンクのはじめたワクチン療法から抗体薬への流れも、どうなるかまったく視界不良。

その見通しがある程度ついてきたのが、二〇一八年ということになります。

ＡＮ１７９２から始まる抗体薬の帰趨がいくつもの巨大な治験の失敗をへて、ほぼわかりかけたこと。家族性アルツハイマー病の国際的なネットワーク研究であるＤＩＡＮの成果によって、発症の一〇年以上前から様々な変化が始まっていることがわかり、どうやらそこに介入していくことが大事だとわかったこと。それらの研究の急速な発展で、一冊の本としてまとめられるのではと感じました。

それからかつて取材してテーマ別にバインダーに綴じていたファイルをひとつひとつ開いて読み直し、そこからこの一五年の様々な動きを取材することになりました。

ずいぶんと回り道もしましたが、ボストンやサンフランシスコ、大阪、新潟、青森と訪ね歩き聞いた様々な人の様々な話が一本の巨大な流れにまとまっていくのを強く感じました。その中にはもちろん使えなかった話もあります。

たとえば、孤発性アルツハイマー病や若年性アルツハイマー病の患者の家族の話はずいぶんと伺いましたが、個別には使うことはできませんでした。しかし、これらの人々の人生と病気との関係は、この本の深いところで、成立に寄与しています。

自分のこれまでの本とは違い、自分の知らない世界のことを書くために、苦労しました。一次資料にあたるというこの仕事の原則から、科学論文にもずいぶん目を通しましたが、それらは専門家の助けなしには読み通すことはできませんでした。

なかでも、二〇〇〇年代に道先案内人として、デール・シェンクやデニス・セルコーを紹介してくれた井原康夫先生、二〇一八年以降はリサ・マッコンローグやランディ・ベートマンを紹介してくれた岩坪威先生に、特段の感謝の意を表したいと思います。

岩坪先生には、できあがった原稿を読んでもらい、専門的な見地からの事実確認、アドバイスももらいました。


今回も弁護士の喜田村洋一先生が原稿を読んでくれ、ジャーナリズムと法の両方の側面から貴重なアドバイスをいただきました。お礼を申し上げたいと思います。


ＫＡＤＯＫＡＷＡでは、まだ角川書店という社名だった時代に佐々木直也氏（現在は退社）がこの本の企画を通してくれました。フィニッシュに伴走してくれたのは、菅原哲也さんと、小川和久さんです。中でもかつて翻訳書の編集者としてライバル関係にあった菅原さんの「欧米のノンフィクションのようだ」という言葉は大きな励みになりました。小川さんにも細々とした点をふくめよくサポートしていただいたと思います。局長だった郡司聡さん（現ゼネラルマネージャー）にも大変お世話になりました。あらためてお礼を申し上げたいと思います。

またスローニュース株式会社代表の瀬尾傑さんにも、この企画実現のために様々な形でご支援をいただきました。深くお礼を申し上げます。

アルツハイマー病の研究はこの本で書きましたように、日本の研究者がいくつものブレークスルーを欧米の研究者に伍してなしとげてきた分野です。しかし、研究を支える資金の面では日本は決して潤沢であるとは言えません。

ＤＩＡＮ－Ｊの研究代表を新しく引き受けることになった池内健先生は、他にふたつ大きなプロジェクトを抱えるなか、ＤＩＡＮ－Ｊをひっぱっていくことになります。年間一一五〇万円の予算ではとうてい人を雇うこともできず、困難が予想されます。米国のＤＩＡＮ関連の研究費は同じ二〇二〇年度だけで約三〇億円を確保しています。

家族性アルツハイマー病の家系の人々がアルツハイマー病の研究に果たした役割が、日本でもこの本によってより広く認識され、大きなお金が集まるようになれば、著者としてはこれほど嬉しいことはありません。

なお、本書に登場する家族性アルツハイマー病の患者の方々の名前は仮名で、本人が特定されることのないように配慮しています。

アルツハイマー病の進行はゆっくりとだが、確実です。長く診ていた患者が、ラエ・リン・バークのように、話すこともできなくなっていくのを見て、家に帰ってきた時、声をあげて泣いてしまうこともあると話してくれた研究者もいました。医者と患者の関係を超えるものが長年の間に両者の間には培われることもある、ということです。

そうした経験を何度も繰り返しながら、研究者から研究者へ知見は受け継がれ、共有され、ゆっくりとですが、確実にこの病気の解明は進みました。

この取材をはじめた一八年前に取材をした人のなかには、物故されたかたもいます。また研究の一線を病気などにより退かざるをえなかった人もいます。しかし、彼ら彼女らがあげた成果は、今でも論文の形で共有され、あらたな解明の礎《いしずえ》になっています。

本書を今も、この病気の解明と治療のために闘っている研究者、医者、製薬会社の人々、そして患者とその家族に捧げたいと思います。

いつの日か、この病気の苦しみが過去のものになることを願って。

二〇二〇年一二月

下山進

本書は書き下ろし作品です

装幀　多川優

下山 進（しもやま　すすむ）
ノンフィクション作家。アルツハイマー病の研究の歴史について、2000年代から興味を持つ。日・米・欧の主要人物に取材し、研究者、医者、製薬会社そして患者とその家族のドラマを積み上げる形で、本書をものした。
1993年コロンビア大学ジャーナリズム・スクール国際報道上級課程修了。著書に『アメリカ・ジャーナリズム』(丸善 1995年)、『勝負の分かれ目』(KADOKAWA 2002年)、『2050年のメディア』（文藝春秋 2019年）がある。慶應SFCと上智新聞学科で2018年から「2050年のメディア」の講座を持つ。

アルツハイマー征服《せいふく》

2021年１月８日　初版発行
2021年６月25日　再版発行

著者／下山《しもやま》 進《すすむ》

発行者／青柳昌行

発行／株式会社KADOKAWA
〒102-8177　東京都千代田区富士見2-13-3
電話　0570-002-301(ナビダイヤル)

印刷所／大日本印刷株式会社

製本所／本間製本株式会社

●お問い合わせ
https://www.kadokawa.co.jp/（「お問い合わせ」へお進みください）
※内容によっては、お答えできない場合があります。
※サポートは日本国内のみとさせていただきます。
※Japanese text only

定価はカバーに表示してあります。

ISBN 978-4-04-109161-6　C0095